高血圧を予防・改善
かんたん！減塩レシピ

監修　本田佳子（管理栄養士）

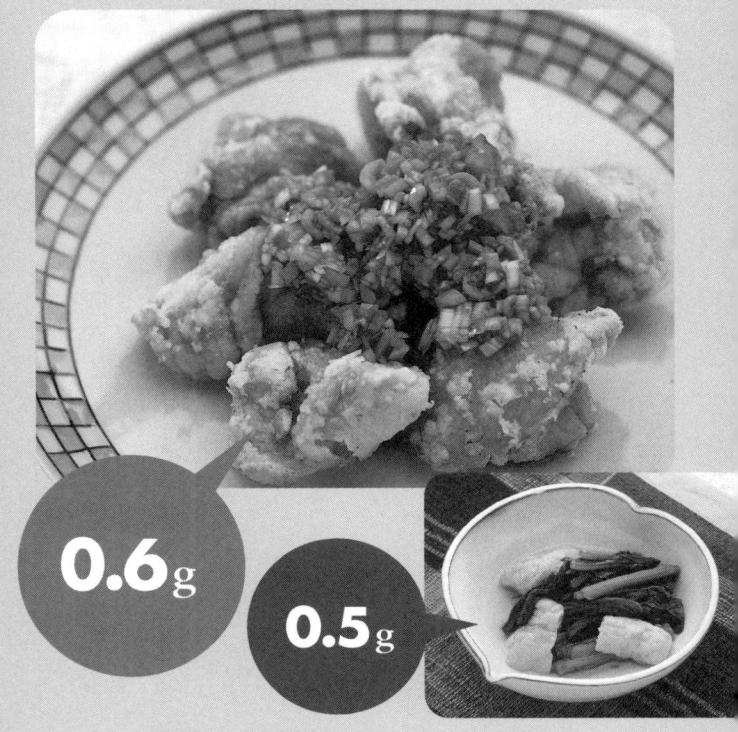

0.6g

0.5g

いつものメニューでおいしく減塩
同文書院

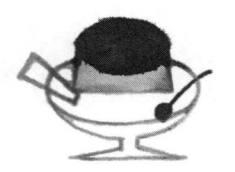

CONTENTS

高血圧とはなにか？
4

この本の使い方
16

ごはん・めん
17

肉・魚介のおかず
29

たまご・豆腐のおかず
49

野菜・いも類のおかず
59

きのこ類・海藻類のおかず
77

スープ・汁物
83

デザート
91

付録・食品別栄養成分
97

高血圧を予防する生活とは…？
113

調味料などに含まれる食塩量一覧
124

索引
126

料理レシピ作成 ● 本田佳子（管理栄養士）
料理制作・スタイリング ● 澤山律子（栄養士）
料理制作アシスタント ● 菊池理恵
撮影 ● 株式会社 千代田スタジオ
装丁・本文デザイン ● 清原一隆
イラスト ● 安斉 将
執筆協力 ● 齋藤辰也
編集担当 ● 篠原要子

高血圧とはなにか？

　日本での高血圧の患者は約 3,000 万人にものぼるといわれ、もっとも多い病気のひとつに数えられています。単純に考えて、国民の 4 人に 1 人は高血圧ということになりますが、50 歳以上になるとさらに割合が大きくなり、実に 2 人に 1 人が高血圧だといわれています。

　さらに、「高血圧予備軍」と呼ばれる人たちがたくさんおり、最近の傾向として、10 代や 20 代の若年層が急激に増えてきています。このような人たちは、今の生活習慣をそのまま続けていけば、確実に高血圧になり、さらには合併症として脳卒中、心筋梗塞などを発症する可能性が非常に高いわけです。そうならないためにも、高血圧とはどんな病気なのかを理解し、毎日の生活のなかで予防策を実践していくことが大切です。

■血圧とは■

　よく「血圧が高い」とか「低い」といいますが、血圧とは、一体どのようなものなのでしょう。血液というのは、心臓のポンプ作用によって、全身の血管に押し出されるように流れていきます。このとき血液が血管の壁に与える圧力のことを「血圧」といいます。つまり、血圧は血液を体のすみずみまで運ぶために、重要な役割を果たしているのです。しかし、心臓から送り出される血液の量が多かったり、血管の壁が硬かったりすると通常より血圧が上昇します。これを「高血圧」といいます。

　血圧は、同じ人でも 1 日のなかで異なり、午前と午後、昼と

夜ではまったく値が違ってきます（日内変動）。また、季節による変動もあり、夏は低く、冬は高くなる傾向がみられます。

ポイント
- 血圧は1日のなかでも状況により変わる。昼と夜でも違う
- 季節による変動があり、夏は低く、冬は高くなる

高血圧の種類と原因

1. 高血圧の種類

高血圧は、その原因によって大きく2種類に分けられます。ひとつがホルモン異常などの内分泌疾患や腎機能障害など、何らかの病気が原因で起こるもので、これを「二次性高血圧」といいます。もうひとつが、とくに病気でもないのに血圧だけが上がってしまうもので、「本態性高血圧」といいます。本態性高血圧については、なぜ起こるのか原因がはっきりわかっていません。実は、一般に高血圧と呼ばれている人たちの多くは、原因がはっきりわからない本態性高血圧なのです。

2. 高血圧の原因

高血圧はひとつの原因だけで起こるのではなく、さまざまな原因が影響し合って起こると考えられています。一般に、高血圧の原因としてよく挙げられているのが、食塩のとり過ぎや遺伝です。とくに、高血圧の原因として、もっとも割合が大きいといわれているのが遺伝です。さまざまな調査や研究の結果、両親がそろって高血圧だった場合はその子どもの半分以上が、両親のどちらかが高血圧の場合は4分の1以上の割合で高血圧

になるといわれています。ですから、現在自分の血圧が正常だという人でも、家族に高血圧の人がいる場合は時々検査を受けるなどして、十分注意する必要があります。

しかし、病気が遺伝するのではなく、あくまで高血圧になりやすい体質が遺伝すると理解してください。親が高血圧でも、食事や運動など生活習慣によって予防・改善していくことができますし、逆に遺伝的要素を持っていなくても、生活習慣が悪ければ高血圧になる可能性は高くなります。

ポイント

- 高血圧の大多数は、原因がわからない「**本態性高血圧**」
- 高血圧の原因はひとつではない
- 両親、または片方の親が高血圧の人はとくに要注意！

高血圧が及ぼす影響

血圧は年齢とともに上昇します。長年の生活習慣や日常生活の不摂生などに大きく影響されます。また、高血圧は初期の段階ではほとんど自覚症状がみられないため、ついつい軽視しがちです。しかし、長く放置しておくと、心臓や血管などに負担がかかり、動脈硬化や内臓疾患など、さまざまな病気を引き起こす要因となります。脳や心臓、腎臓などの動脈硬化が進行すると、脳卒中や狭心症、心筋梗塞、腎不全などの重大な合併症を招くことにもなります。

■高血圧が原因で起こるおもな病気■

心臓への影響：高血圧が長く続くと心臓がだんだん肥大してきます。肥大した心臓では予備力が低下して、階段を上がった時や走った時に息苦しくなったり、夕方になると足にむくみが出るなど、心不全の初期症状が起こります。

脳への影響：細い動脈では、血管壊死や微小動脈瘤が破れて脳出血が起こり、言葉がもつれる、しびれるなどの症状がみられます。太い動脈では、動脈硬化による脳梗塞を起こし、脳実質が壊死して、その機能が失われます。

腎臓：腎臓の細い動脈が硬化するため、尿を濃縮する能力が低下してトイレの回数が増えます。さらに腎臓が徐々に小さく硬くなって萎縮し、働きが低下、やがて尿をつくれなくなります。

眼底：眼底の細い動脈が硬化し、時には眼底出血を起こします。

■具体的な数値■

　人間の心臓は、1分間に60～80回の収縮・拡張を繰り返し、血液を全身に送り出しています。そのため、血圧は心臓が収縮して動脈に血液を送り出すときの「収縮期血圧」（最高血圧）と、心臓が拡張するときの「拡張期血圧」（最低血圧）のふたつを測定します。医師や看護師が血圧の数値を「上が140」、「下が90」などという言い方をしますが、収縮期血圧と拡張期血圧のことをさしているわけです。

　正常な血圧、高血圧の値については、世界保健機関（WHO）

や国際高血圧学会（ISH）による数値がひとつの目安となり、正常な血圧を「収縮期血圧が130mmHg、拡張期血圧が85mmHg未満」、境界域高血圧を「収縮期血圧が130～159mmHg、拡張期血圧が85～94mmHg」、高血圧を「収縮期血圧が160mmHg以上、拡張期血圧が95mmHg以上」と定義しています。これに準じ、わが国では日本高血圧学会から高血圧の基準を発表（下表）しています。日本高血圧学会の基準では、正常血圧と高血圧の間である収縮期血圧130～139mmHg、拡張期血圧85～89mmHgを「正常高値血圧」と呼び、生活習慣の修正の重要性を強調しています。正常高値血圧の人は、生活習慣の改善によって正常値まで戻すことができますが、高血圧の人の場合は、降圧剤の服用など医学的な治療が必要となってきます。

高血圧治療ガイドライン 2000年版（日本高血圧学会）
※2004年改訂

【成人における血圧の分類】

分類	収縮期血圧 （mmHg）		拡張期血圧 （mmHg）
至適血圧	<120	かつ	<80
正常血圧	<130	かつ	<85
正常高値血圧	130-139	または	85-89
軽症高血圧	140-159	または	90-99
中等症高血圧	160-179	または	100-109
重症高血圧	≧180	または	≧110
収縮期高血圧	≧140	かつ	<90

【家庭血圧、24時間自由行動下血圧の高血圧基準】

家庭高血圧	≧135/85mmHg ※
24時間自由行動下血圧	≧135/80mmHg

125/80mmHg未満を正常血圧とする（収縮期血圧/拡張期血圧）

■高血圧症の自覚症状■

　高血圧というのは、やっかいなことにほとんど自覚症状がありません。そのため、米国では俗に"サイレント・キラー(沈黙の殺人者)"と呼ばれているほどです。本人が知らないうちにいつのまにか高血圧になっていて、会社や町の集団検診、生命保険に加入する際の検査などによって、偶然見つかるということが少なくありません。

　ただし、重症の高血圧になると頭蓋内圧が高くなるために、重い頭痛や吐き気を起こすことがあります。高血圧の人のなかには、めまいや耳鳴り、肩こり、手足のしびれを訴える人もいるようです。しかし、これらの症状は低血圧の人にもみられ、ほかの疾患が原因で起こることもあります。

　このほかに、高血圧による合併症を起こしていると、それが原因で特有の症状がみられることがあります。脳内で動脈硬化が起きていると、めまいにおそわれたり、物が二重に見えたり、物忘れがひどくなったりといったことが起こります。心臓疾患の場合は、動悸や息切れなどの症状、腎機能障害を起こしていると、夜間トイレの回数が増えたりします。いずれにせよ、これらの症状がみられた場合、動脈硬化がかなり進んでいると考えられ、血圧を下げるだけでは対処できなくなっているケースも少なくありません。

ポイント

・高血圧は自覚症状がないのが特徴!
・自覚症状があるころは、重症な場合があるので日常のチェックが必要

このように、高血圧は初期に顕著な自覚症状を示さないのが特徴ですが、何らかの自覚症状が出てしまったころには、もう手遅れということもあるわけです。そうならないためにも、毎日、あるいは定期的に血圧をはかって、自分の血圧を知っておくことが大切です。

■血圧をはかるのはむずかしい■

最近は家庭用の血圧計が普及して、家で簡単に血圧をはかることができるようになりました。しかし、血圧は毎日の生活のなかでも変動しています。よく「ふつうは血圧が正常値なのに、病院で血圧をはかると急に血圧が高くなる」といった人がいます。こういう症状を「白衣(性)高血圧」といいます。医師に診察されているということの緊張感から、そのときだけ急激に血圧が上昇してしまうためです。このように、精神的な動揺や環境の変化も微妙に数値に影響します。ですから、正確な数値を得るのは、意外とむずかしいことなのです。

正確な数値を知るためには、一定時間安静にしてからはかる、リラックスした状態で計測する、数値に異常が見られたら何回かはかり直してみるといったことも必要です。また、血圧値の異常が何日も続いたり、不安になった場合は、すぐにかかりつけ医に診察してもらったほうがいいでしょう。きちんとした精密検査を受けて、医師の診断を仰ぎましょう。素人判断は禁物です。

■こんな人は要注意■

何といっても、食塩のとり過ぎはよくありません。味つけの濃い物を好んで食べる人や、外食の多い人はとくに要注意です。

また、コンビニの弁当やファーストフードをよく利用する人、スナック菓子を好んで食べる人も、注意が必要です。これらの食べ物は思っている以上に食塩を多く含んでいるのです。

　肥満気味の人も要注意です。肥満になると、糖の代謝が抑えられたり、血中のインスリン濃度が高くなったりします。そうすると、血中のコレステロールや中性脂肪が上昇し、それに比例して血圧も上昇します。さらに、体重が増えると毛細血管が増加するため、心臓が送り出す血液の量も多くなります。そのため、心臓に負担がかかり、血圧も高くなります。肥満度が高ければ高いほど、高血圧になる可能性も高くなると考えられます。

　また、ストレスも、高血圧の大きな原因となります。精神的、肉体的なストレスがかかると、交感神経の働きが活発になります。すると血圧を上げるホルモンの分泌が促進され、血圧が上昇します。ストレスがかかるような環境が長期間続くと、慢性的に血圧が高い状態が続くようになってしまう可能性があります。気分転換やストレス解消法を上手に取り入れ、ストレスをためないように気をつけましょう。

　ストレスに関係してきますが、「高血圧になりやすい性格」というのもあります。せっかちでイライラしやすい人、カーッとなりやすい人は、たまにはのんびりしたり、リラックスして、

ポイント

★こんな人は気をつけましょう！★

- 濃い味つけの食べ物が好き
- 運動不足気味
- 肥満の人
- お酒を頻繁に飲む
- たばこを吸う
- 仕事などでのストレスが多い

自分の気持ちをコントロールできるようになりましょう。

【あなたの高血圧度チェック】

以下の質問に「はい」「いいえ」で答え、「はい」の数を集計してください

Q1. 太り気味で、標準体重より20%以上オーバーしている
(115ページにある、「標準体重の算定方法」を参考にしてください。)
Q2. 近頃運動不足である
Q3. 肉類や動物性脂肪の多い食べ物が好きである
Q4. 味つけの濃い食べ物が好きである
Q5. 毎日お酒を飲んでいる
Q6. ヘビースモーカーである
Q7. きまじめで、ストレスをためやすい性格である
Q8. 職場の人間関係や家庭などでストレスが多い
Q9. 両親や家族に高血圧の人がいる
Q10. 65歳以上の高齢者である

「はい」の数が…
- ★10〜9の人 ：急いで医師に診てもらいましょう
- ★8〜5の人　：定期的に血圧測定をしましょう
- ★4〜1の人　：生活習慣の改善やストレス解消を心がけましょう
- ★0　　　　　：今のところはとくに問題ありません

■高血圧の治療法■

　高血圧には一時的なものもありますが、多くの場合、一生コントロールが必要になってくる病気です。そのため、長期に渡って、上手に付き合っていくことが大切です。高血圧の治療法としては、食事療法や運動療法、薬物療法などがあります。どの治療法を選ぶかは、症状の軽重によって医師と相談して決めることになります。高血圧の程度や高血圧を原因とする心臓や

脳、腎臓などの臓器障害の程度により治療法が異なります。食事療法や運動療法などによる生活習慣の改善によって、正常値までもどすことが可能な場合もありますが、重症になると、これらの療法に加えて、薬物療法を中心とした医学的な治療が必要になってきます。

●WHO・ISHによる高血圧の病期分類（1993年）●

第Ⅰ期：臓器障害の他覚的徴候が認められない

第Ⅱ期：下記のような臓器障害の徴候のうち、少なくともひとつが認められる
- 左室肥大（X線、心電図、心エコー）
- 網膜動脈のびまん性および局所性の狭細化
- 蛋白尿あるいは血漿クレアチニン値の軽度上昇
- 粥状硬化性プラークの超音波またはX線所見
（頸動脈、大動脈、回腸動脈、大腿動脈）

第Ⅲ期：臓器障害の結果として下記の症状と徴候がともにあらわれる
- 心：狭心症、心筋梗塞、心不全
- 脳：一過性脳虚血発作（TIA）、脳卒中、高血圧性脳症
- 眼底：乳頭浮腫を合併または非合併の網膜出血および滲出
- 腎：血漿クレアチニン値上昇（2.0mg/dl以上）、腎不全
- 血管：解離性動脈瘤、有症候性の閉塞性動脈疾患

■高血圧の薬物療法■

高血圧の薬物療法は、血圧を下げる薬、降圧剤の服用が中心となります。降圧剤には、降圧利尿薬、交感神経抑制薬（α遮断薬、β遮断薬など）、カルシウム拮抗薬、レニン・アンジオテ

ンシン変換酵素阻害薬、血管拡張薬などがあります。また、精神的な原因によって高血圧になっている場合は、抗不安薬などの精神安定剤を併用することもあります。血圧を調節するメカニズムは複雑です。また、1種類だけだと使用量が増えて、副作用も起こりやすくなってしまいます。そのため、高血圧症の治療には、違う薬を何種類か組み合わせて使うことが多くなります。

　薬の種類の組み合わせは、症状の軽重や年齢、性別、既往症などによって、医師が決めます。降圧剤の服用を開始したら、半月に1度くらい医師に診察してもらい、血圧や体調をチェックしましょう。

●おもな降圧剤の特徴と副作用●

- **降圧利尿薬**：尿の量を増やしナトリウムを排出し、血液量を減らして血圧を下げる。副作用として倦怠感や頻尿、糖尿病や高脂血症がある場合は悪化させるおそれがある。
- **交感神経抑制薬**：交感神経を抑えて血管を拡張することによって血圧を下げる。α遮断薬には、立ちくらみ、頭痛、めまいなど、β遮断薬には倦怠感、不眠、ぜんそくの悪化などの副作用がみられる。
- **カルシウム拮抗薬**：血管を拡げて血圧を下げる。副作用として頭痛や顔面紅潮、のぼせ感などがある。
- **レニン・アンジオテンシン変換酵素阻害薬**：血圧上昇作用のあるレニン・アンジオテンシン系を抑制して血圧の上昇を抑える。副作用として、空咳が多くみられる。発疹、浮腫などがあることもある。
- **血管拡張薬**：血管を拡張して血圧を下げる。とくに腎臓障害のある患者に有効。副作用として頭痛、動悸、めまいなどがある。

■生活習慣の改善■

　高血圧はもちろんですが、脳卒中や心疾患、糖尿病など生活習慣病と呼ばれる病気は、必ずしも大人になってから起こるものではありません。むしろ、長年の悪しき生活習慣の積み重ねが大きな原因となって起こる、ということができます。これらの病気を予防するためには、一刻も早く食事や睡眠、喫煙や飲酒などの生活習慣を改善し、健康を守るためのきちんとした生活習慣を身につけ、実践していくことが大切です。

ポイント

★高血圧にならないための生活習慣★

1. 栄養バランスのとれた食事を心がけ、食べ過ぎに注意しましょう
2. 朝食は毎日とるようにしましょう
3. 食塩をひかえめにし、薄味の食事に慣れましょう
4. 散歩やジョギングなどで毎日適度な運動をするように心がけましょう。積極的に汗をかくようにするとよいでしょう
5. 睡眠をしっかりとりましょう（1日8時間を目安に）
6. ストレスをためないように、上手に気分転換をして、リフレッシュするようにしましょう
7. アルコール飲料の飲み過ぎに注意しましょう
8. たばこは吸わないようにしましょう
9. 自分の血圧値を知っておきましょう（定期的に血圧をはかる習慣をつけておきましょう）

この本の使い方

　この本では、各メニューのエネルギー量（カロリー）と、含まれている食塩相当量がひと目でわかるようになっています。

　メニューは、ふだんよく食卓にのぼるものを中心に選び、一般的な作り方よりも食塩量をひかえたレシピを作成しました。ですから、高血圧が気になる方だけでなく、ご家族全員でおいしく食べることができます。

・1日に必要なエネルギー量は、115ページの説明を参考に、適正体重、身体活動状況（1日の運動量）などを加味して算出し、摂取の目安としてください。病気治療中の方は、必ず、医師の指示に基づいてエネルギー制限を行ってください。
・掲載されているレシピやエネルギーなどのデータは、1人分の分量、数値です。（材料は、可食部の分量で示しています。）なお、調理時間についても1人分の時間ですが、3～4人分でもそれほどかわりません。目安とし、火力、調理器具などによって加減してください。
・栄養量の数値は、「五訂日本食品標準成分表」を参考に算出しています。

ごはん・めん

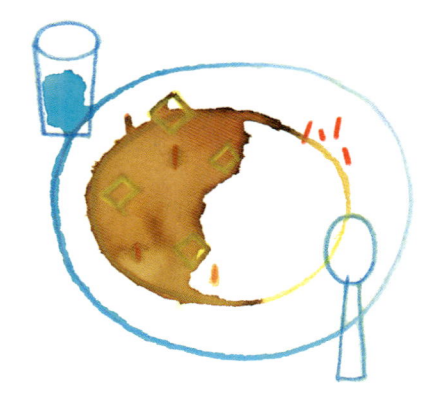

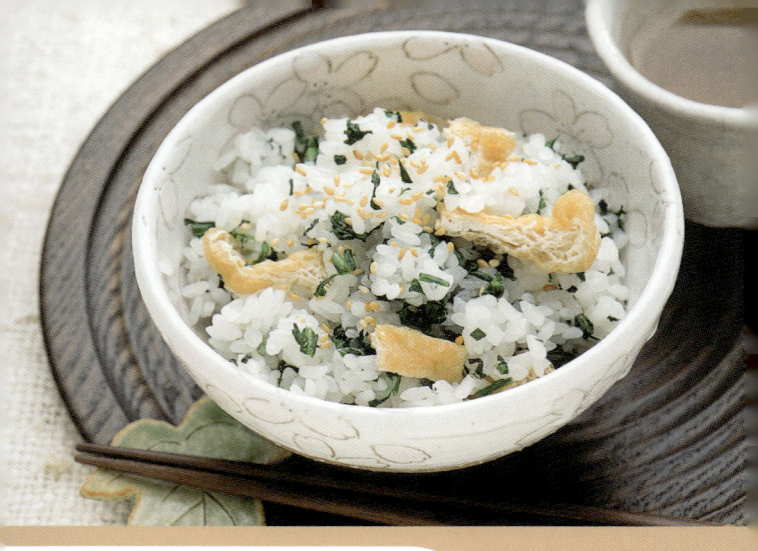

青菜ごはん

303 kcal

材料（1人分）

油揚げ 6g　しょうゆ 3g　しゅんぎく 15g
ごはん 160g　炒りごま 1g

食塩 **0.5**g

作り方

① 油揚げは湯抜きして、縦半分にしてから短冊切りにする。から炒りし、しょうゆをかける。
② しゅんぎくは穂先をさっとゆでて、1cm くらいに切り、水気をしぼっておく。
③ ごはんに(1)、(2)を混ぜ合わせ、ごまをかける。

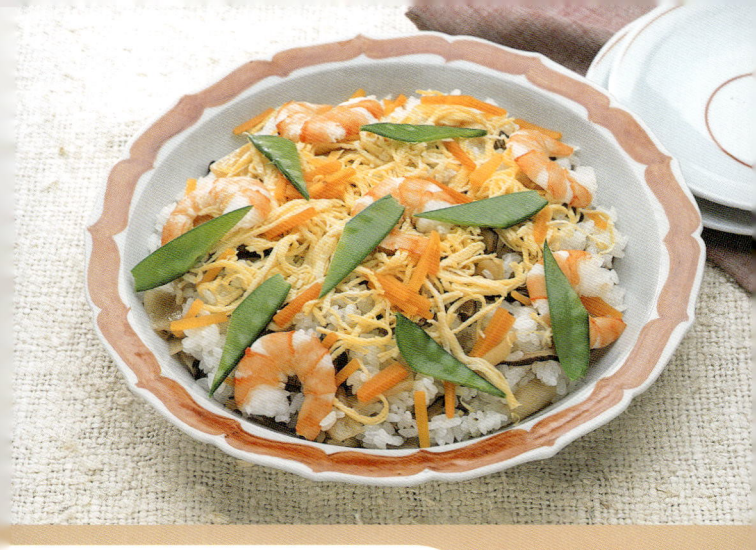

ちらしずし

438 kcal

材料（1人分）

干ししいたけ 1g　かんぴょう 5g　砂糖 2g
しょうゆ 4g　たまご 20g　えび 30g　にんじん 10g
さやえんどう 10g　だし汁適量　ごはん 200g
a（みりん 2g　塩 0.1g）
b（酢 3g　砂糖 1g）

食塩 **0.9** g

作り方

① 干ししいたけはぬるま湯でもどし、軸を取り、せん切りにする。
② かんぴょうは塩（分量外）でもみ、軽くゆでて 2cm くらいに切る。
③ しいたけと、かんぴょうは砂糖、しょうゆで煮る。
④ たまごは薄焼きにし、せん切りにしておく。
⑤ えびは殻をむいて背わたと尾を取り、さっとゆでておく。
⑥ にんじんはせん切り、さやえんどうは縦斜めに半分に切って鍋に入れる。材料がかぶるくらいのだし汁と **a** で煮る。
⑦ ごはんに **b** を混ぜ酢飯をつくり、しいたけ、かんぴょうを混ぜる。
⑧ (7)を器に盛り、たまご、えび、にんじん、さやえんどうを散らす。

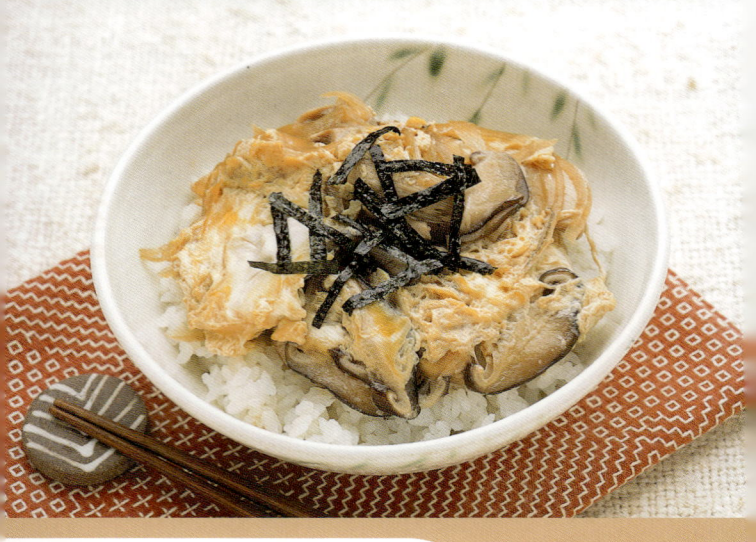

親子丼

472 *kcal*

食塩 **1.1** *g*

材料（1人分）

鶏皮なしもも肉 30g
たまねぎ 30g　しいたけ 2g
たまご 50g　ごはん 200g　のり 0.5g
a（だし汁 30ml　砂糖 1g　みりん 2g　しょうゆ 5g）

作り方

① 鶏もも肉はひと口大に切る。
② たまねぎは薄切りにしておく。
③ しいたけは軸を取ってせん切りにする。
④ 鍋に **a** を入れ、煮立たせる。
⑤ (4)に鶏もも肉、たまねぎ、しいたけを入れ、火が通るまで煮る。
⑥ (5)に溶きほぐしたたまごを流し入れる。ふたをして火を止め、余熱で半熟になるようにする。
⑦ 丼にごはんを盛り、上に(6)をのせてのりを散らす。

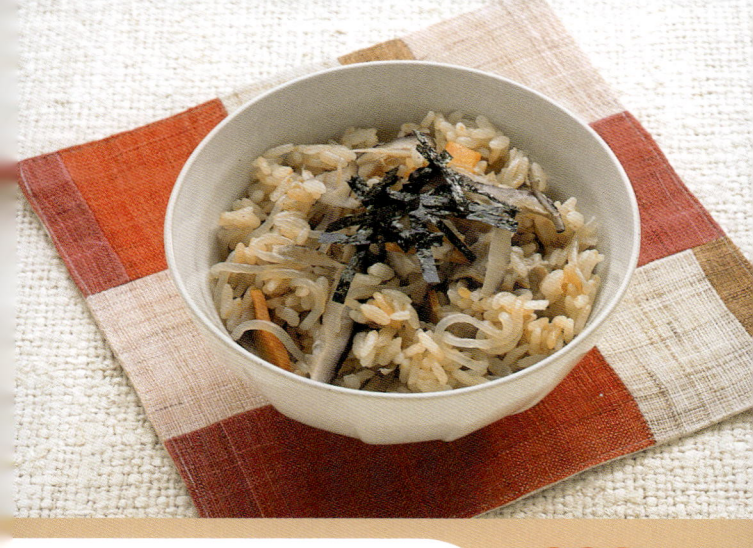

炊き込みごはん

328 *kcal*

材料(1人分)

米 80g 油揚げ 5g にんじん 10g
干ししいたけ 1g 糸こんにゃく 10g ごぼう 10g
水+具の煮汁 115ml 塩 0.8g 酒 5g のり 0.2g
a（しょうゆ 1.4g みりん 2g
    だし汁+しいたけのもどし汁 50ml）

食塩 **1.0** *g*

作り方

① 米は洗ってザルにあげ、水をきる。
② 油揚げは短冊切りにする。にんじんは 2cm の短冊切り、干ししいたけはもどして（もどし汁はとっておく）せん切りにする。糸こんにゃくは 3cm に切りそろえてから、ゆでてザルにあげておく。ごぼうはささがきにし、水にさらす。
③ 鍋に(2)の具と **a** を入れて煮る。具に火が通ったら火を止め、具と煮汁を分ける。
④ (3)の煮汁に、1 人分が 115ml になるように水を足して、米、塩、酒と混ぜ、ごはんを炊く。
⑤ 炊きあがったら、(3)の具を軽く混ぜて器に盛り、のりをかけていただく。

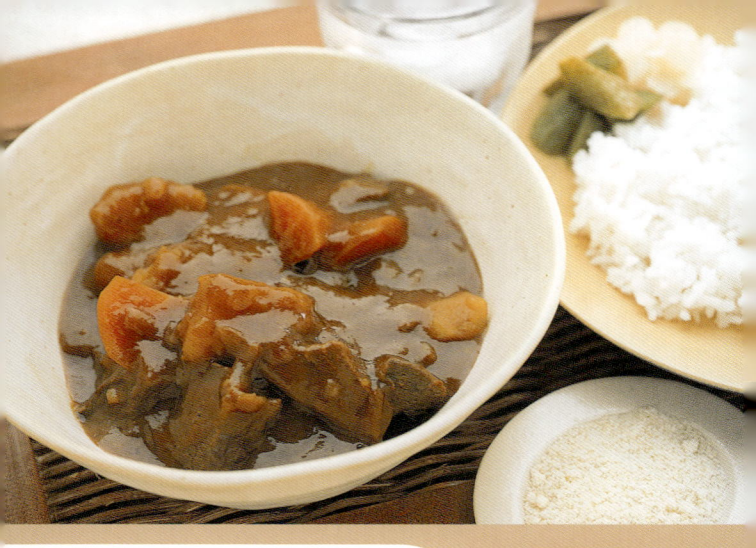

ビーフカレー

676 kcal

材料（1人分）

牛もも肉 60g　たまねぎ 40g　にんじん 20g
じゃがいも 60g　にんにく 0.5g　しょうが 0.5g
油 5g　コンソメスープの素 2g　ローリエ 1/2枚
バター 5g　小麦粉 3g　カイエンペッパー 1g
カレー粉 2g　マンゴペースト 1g　こしょう少々　ごはん 200g
薬味（粉チーズ 2g　らっきょう 20g　ピクルス 20g）

食塩 2.1 g

作り方

① 牛肉、たまねぎ、にんじん、じゃがいもはひと口大、にんにくとしょうがはみじん切りにしておく。
② 大きめの鍋に、油、にんにく、しょうがを入れて火にかけ、香りが立ったら牛肉を炒める。焼き色がついたら鍋から取り出す。
③ (2)にたまねぎとにんじんを入れて軽く炒め、肉を鍋にもどす。ひたひたまでの水（分量外）とコンソメスープの素、ローリエを加えて、あくを除きながら煮る。
④ 別の鍋にバターを弱火で熱し、小麦粉を入れてこがさないように練り、カイエンペッパーとカレー粉を加えてルーをつくる。
⑤ (3)にじゃがいもと(4)を加え、とろみがつくまで煮込む。マンゴペースト、こしょうで味をととのえ、ごはんと薬味を添える。

炒飯

417 kcal

材料（1人分）

干ししいたけ 1g　しょうが 2g　にんじん 10g
ねぎ 20g　焼豚 20g　グリーンピース 3g
油 10g　たまご 20g　ごはん 200g
塩 0.2g　こしょう少々　しょうゆ 3g

食塩 **1.2g**

作り方

① 干ししいたけはぬるま湯でもどし、軸を取って粗みじん切りにする。
② しょうがはみじん切りにする。
③ にんじんとねぎ、焼豚は粗みじん切りにする。
④ グリーンピースはゆでておく。
⑤ 熱した中華鍋に油をなじませ、溶きほぐしたたまごを入れて半熟程度の炒りたまごをつくり、鍋から取り出す。
⑥ 中華鍋にしいたけ、しょうが、にんじん、焼豚を入れて炒める。
⑦ (6)にごはんを加えて炒め、塩、こしょう、しょうゆで調味する。
⑧ (5)を鍋にもどし、ねぎ、グリーンピースも加え、炒め合わせる。

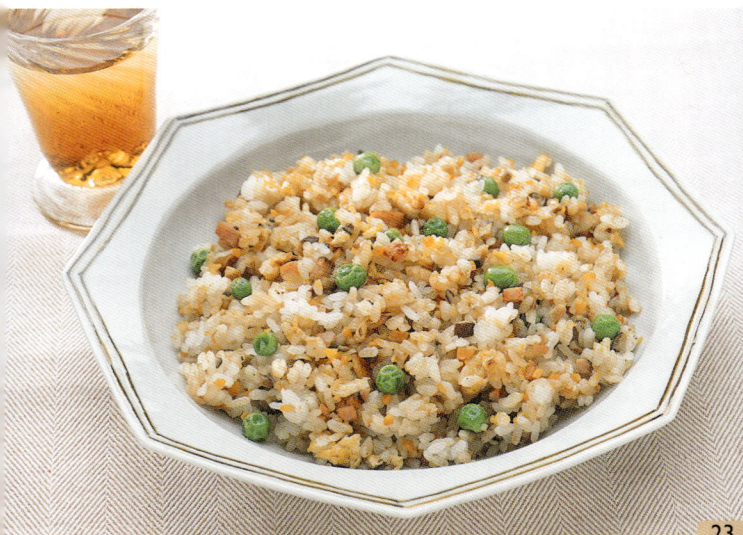

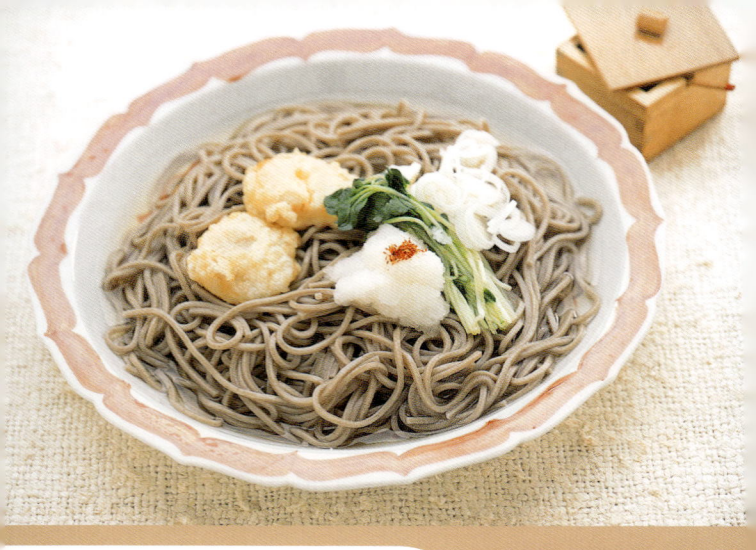

おろしそば

320 kcal

材料（1人分）

たいら貝 30g　揚げ油適量　だいこん 30g
かいわれ菜 10g　ねぎ 10g
そば 1玉　一味とうがらし少々
a（小麦粉 5g　たまご 3g　水 5g）
b（昆布のだし汁 150ml　うすくちしょうゆ 2.5g
　　塩 1g　みりん 7g　酒 7g）

食塩 **1.9** g

作り方

① たいら貝は厚さ半分に切り、**a** の衣をつけて油で揚げる。
② だいこんはおろしておく。かいわれ菜は、ザルに広げて熱湯をかけておく。ねぎは薄切りにする。
③ つゆをつくる。**b** を鍋に入れて煮立て、冷ましておく。
④ そばをゆでて、冷水にさらし、水気をきる。器に盛って、(1)(2)をのせ、(3)ととうがらしをかけていただく。

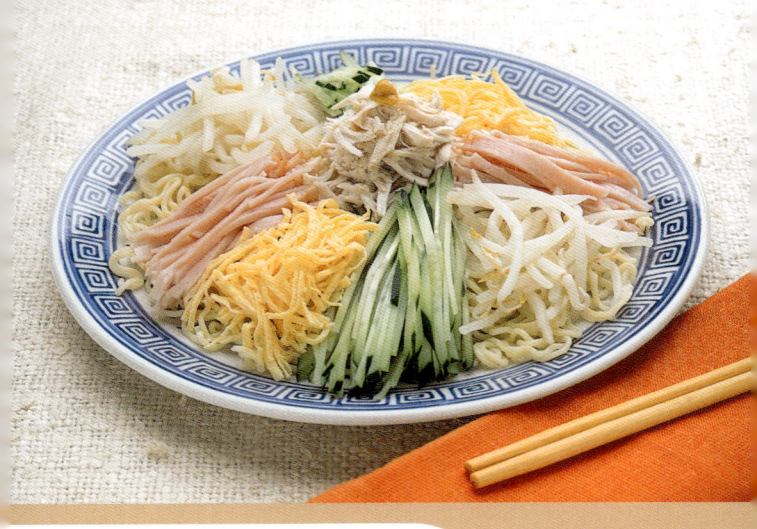

冷やし中華

547 kcal

材料（1人分）

鶏むね肉 30g　酒 3g　塩 1g
たまご 20g　油 1g　もやし 40g
きゅうり 30g　ロースハム 15g　中華めん 1玉
a（しょうゆ 10g　酢 8g　砂糖 5g　ごま油 3g
　　鶏肉を蒸した汁 50ml　洋からし 5g）

食塩 **2.2g**

作り方

① 鶏肉は酒と少量の水（分量外）を加え、蒸し煮する。冷めたら繊維にそって細くさいておく。
② 塩を混ぜた溶きたまごを、熱して油をなじませたフライパンで薄く焼いておく。
③ もやしは塩（分量外）を入れた熱湯でゆでて、水気をきって冷ましておく。
④ (2)、きゅうり、ハムをせん切りにする。
⑤ めんがゆであがったら、流水でもみ洗いして冷まし、ザルにあげて水気をきる。
⑥ めんを皿に盛り、(1)(3)(4)を放射状に彩りよく盛りつける。
⑦ a を混ぜ合わせたたれをめんにかける。

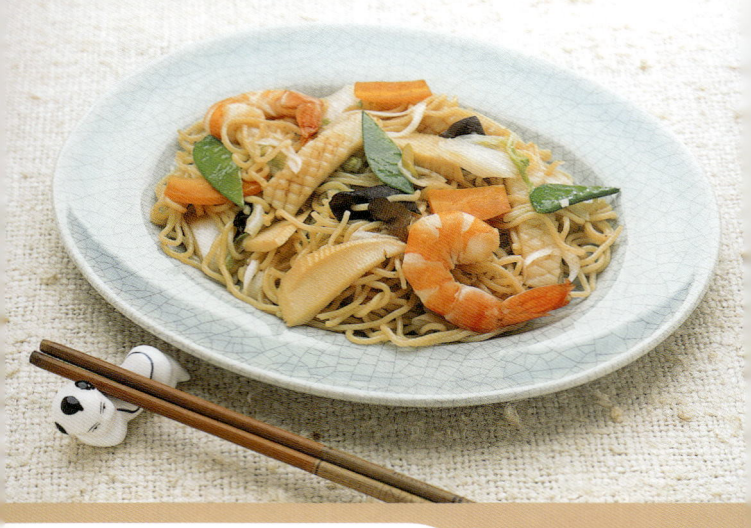

上海焼きそば

568 kcal

食塩 1.6 g

材料（1人分）

えび 40g　塩 0.1g　酒 3g　きくらげ 5g
さやえんどう 10g　油 10g　いか 30g
はくさい 50g　たけのこ（缶詰）20g
にんじん 20g　ねぎ 20g　中華めん（蒸し）1玉
ごま油 3g　鶏がらスープ 100ml　塩 0.3g　酒 2g　しょうゆ 5g

作り方

① えびは殻をむいて、背わたを取り、塩と酒をふりかけておく。
② きくらげは水につけてもどし、石づきを除く。
③ さやえんどうはすじを取り、さっと湯通ししておく。
④ 中華鍋に油の半量を熱し、水気をふき取ったえびと、ひと口大に切ったそのほかの具をさっと炒める。
⑤ 中華めんを沸騰した湯にさっとくぐらせ、残り半分の油とごま油で炒める。
⑥ 鶏がらスープを加え、塩、酒、しょうゆで味をととのえる。

スパゲッティミートソース

588 kcal

食塩 0.7g

材料（1人分）

トマト 40g　たまねぎ 10g　にんじん 10g
にんにく 5g　オリーブ油 3g　牛ひき肉 50g
コンソメスープの素 0.5g　こしょう少々
スパゲッティ（乾）100g　粉チーズ 10g

作り方

① トマトは湯むきをし、ザク切りにする。
② たまねぎ、にんじん、にんにくはみじん切りにする。
③ 鍋にオリーブ油を熱し、にんにくとたまねぎを炒める。
④ (3)に牛ひき肉を加え、かき混ぜながら炒める。
⑤ トマト、にんじんを入れて煮立て、弱火で煮汁が半量になるくらいまで煮込む。
⑥ コンソメスープの素、こしょうで調味する。
⑦ スパゲッティは塩（分量外）を入れた熱湯でゆで、ザルにあける。
⑧ めんを器に盛り、(6)をかけて粉チーズをふる。

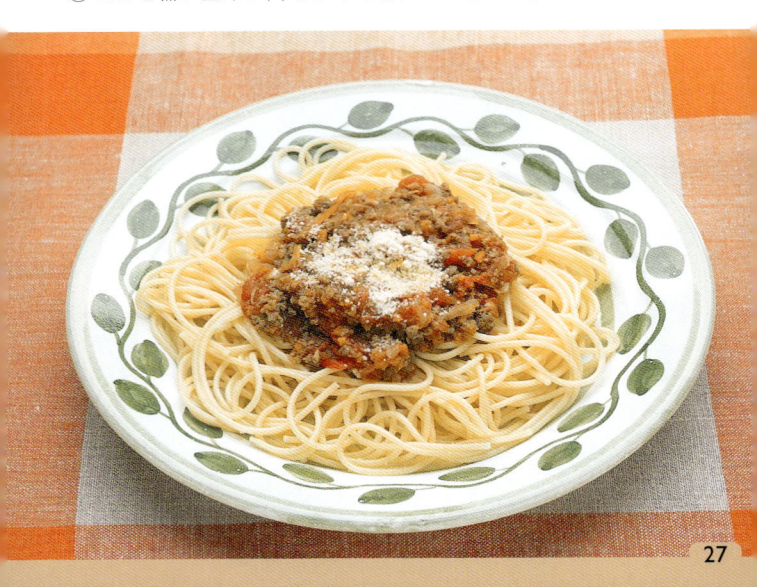

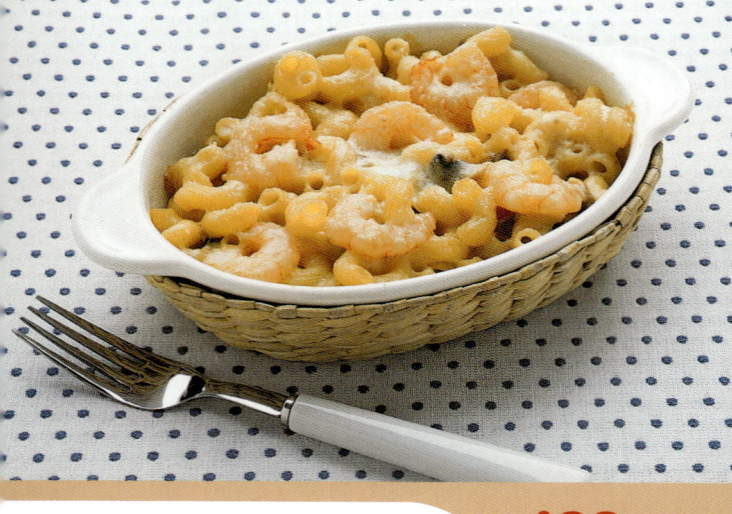

マカロニグラタン

433 kcal

材料（1人分）

食塩 1.0g

マカロニ 40g　オリーブ油 1g　たまねぎ 30g
マッシュルーム 20g　レモン汁少々　むきえび 40g
白ワイン 7.5g　バター 6.5g　こしょう少々
パルメザンチーズ 1.5g　バター 1g
a（バター 8g　小麦粉 8g　牛乳 100ml　塩 0.3g　こしょう少々）

作り方

① マカロニはゆで、湯をきったらオリーブ油をまぶしておく。
② たまねぎとマッシュルームは薄切りにし、レモン汁をかける。えびは背わたを取って、白ワインをふりかけておく。
③ 鍋にバターを入れて溶かし、たまねぎを炒める。えび、マッシュルームを加え、火が通ったら(1)を入れ、こしょうをふる。
④ **a** でソースをつくる。厚手の鍋にバターを溶かして小麦粉を入れ、炒める。少しずつ牛乳を加え、ダマにならないようにのばしていく。塩、こしょうをし、軽く煮る。
⑤ (4)に(3)を加え、よく混ぜる。
⑥ グラタン皿にバター（分量外）を塗り、(5)を入れる。パルメザンチーズをふり、バターをのせて、オーブン（200℃）で 20 分焼く。

肉・魚介のおかず

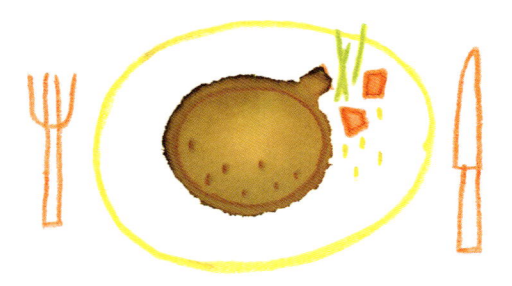

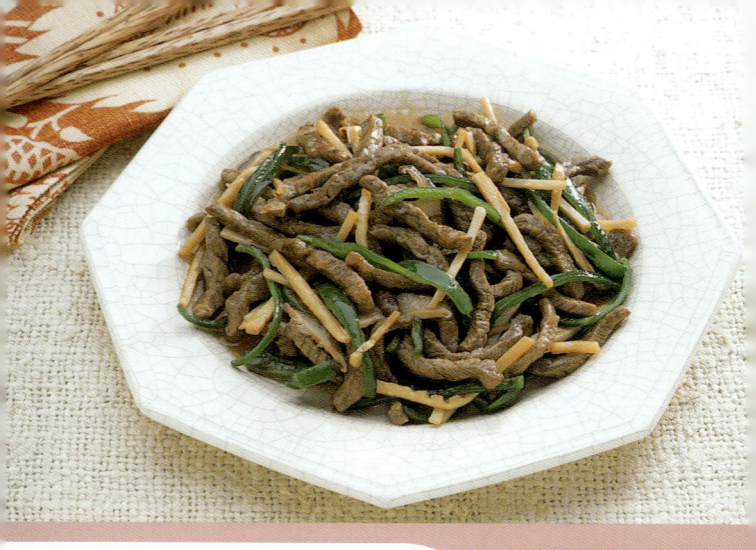

チンジャオロース

254 kcal

材料（1人分）

牛もも肉 60g　酒 3g　しょうゆ 3g　片栗粉 3g
ねぎ 2g　にんにく 1g　ピーマン 40g
ゆでたけのこ 15g　干ししいたけ 1g　油 10g
a（中華スープ 10ml　砂糖 1g　酒 5g　しょうゆ 1g
　オイスターソース 3g）

食塩 **1.0** g

作り方

① 牛肉は5〜6cmの細切りにして、酒としょうゆで下味をつけ、片栗粉をまぶす。ねぎとにんにくは、みじん切りにする。
② ピーマンは縦半分に切り、種を取ってから、たけのこは長さ5cm、干ししいたけは水でもどして、それぞれせん切りにする。
③ 半量の油を中華鍋に入れて熱する。ねぎとにんにくを入れ、香りがたってきたら、強火で牛肉を炒め、取り出す。
④ 鍋に残りの油を入れ、ピーマン、たけのこ、しいたけの順で炒める。
⑤ (3)を入れて、**a**で調味する。

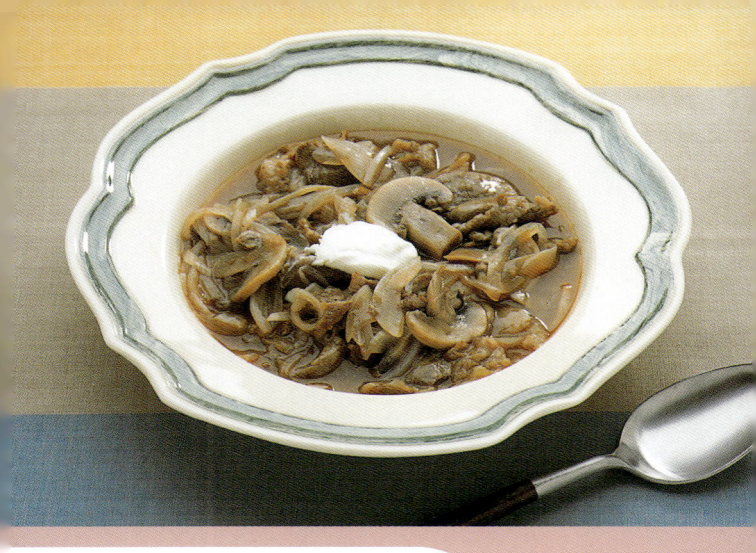

ビーフストロガノフ

550 kcal

食塩 1.8 g

材料(1人分)

牛ロース肉(薄切り) **90g**　小麦粉 **6g**
たまねぎ **50g**　マッシュルーム **20g**　バター **15g**
コンソメスープの素 **1g**　水 **120ml**　ローリエ **1枚**
塩 **0.5g**　こしょう少々　トマトピューレ **40g**
赤ワイン **5g**　サワークリーム **10g**
a (塩 **0.3g**　こしょう少々)

作り方

① 牛肉はひと口大に切る。**a** で下味をつけたら、小麦粉をまぶしておく。
② たまねぎとマッシュルームは薄切りにしておく。
③ 鍋にバターの半量を溶かし、牛肉を炒める。焼き色がついたら、コンソメスープの素と水を注ぎ、ローリエを加えて弱火で40分ほど煮る。
④ 別の鍋に残りのバターを溶かし、(2)をよく炒める。
⑤ (3)をスープごと(4)の鍋に入れて煮立て、塩、こしょうで調味する。
⑥ 仕上げにトマトピューレと赤ワインを加えて火を止め、サワークリーム添える。

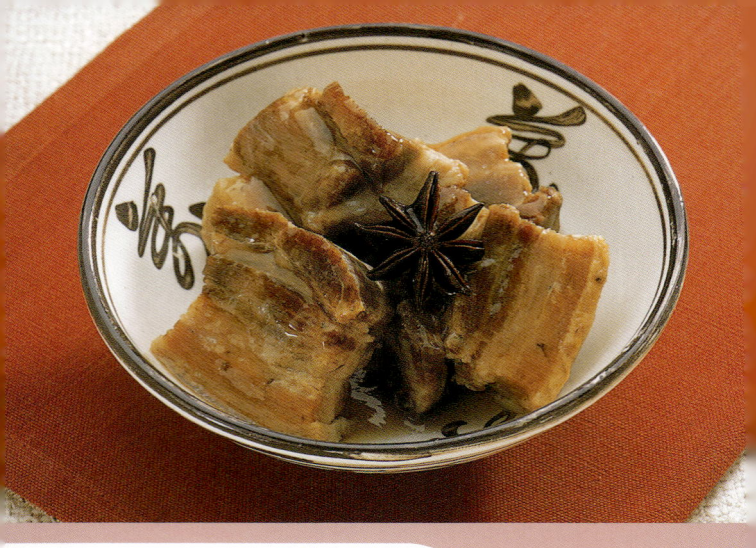

豚の角煮

285 kcal

材料（1人分）

しょうが 5g　油 3g　豚バラ肉 60g　塩 0.1g
練りからし少々
a（肉のゆで汁 10ml　しょうゆ 7g　みりん 4g
　　酒 4g　八角少々）

食塩 1.2g

作り方

① しょうがは、たたきつぶしておく。
② フライパンに油を熱して、かたまりのままの豚肉を入れ、表面全体に焼き色をつける。
③ (2)を鍋に入れて、かぶるくらいの水（分量外）と塩、(1)を入れて火にかける。肉がやわらかくなるまで煮えたら、鍋の湯は捨てて（**a**で使うので少し残しておく）、冷ます。
④ 水を張ったボールで、肉の表面についた脂肪を洗い流し、冷蔵庫でひと晩寝かせる。
⑤ 鍋に(4)と **a** を入れ、中火にかける。沸騰したら、弱火にして約 1 時間煮る。
⑥ 器に盛り、練りからしを添える。

豚肉のきのこソース

239 kcal

食塩 **1.2 g**

材料（1人分）

豚もも肉（脂身なし）80g　塩 0.7g
こしょう少々　小麦粉 4g　油 3g
バター 2g　しいたけ 20g　しめじ 20g
マッシュルーム 20g　えのきたけ 20g
オリーブ油 5g　にんにく 1g　バルサミコ酢 5g
塩 0.4g　こしょう少々　パセリ 1g

作り方

① 豚肉は2枚に切ってから塩、こしょうする。まんべんなく小麦粉をまぶし、油で炒める。軽く焼き色がついたらバターを入れて、ふたをして蒸し焼きにする。
② ソースをつくる。しいたけ、しめじ、マッシュルーム、えのきたけの石づきを取り、食べやすい大きさに切っておく。フライパンにオリーブ油を入れて熱し、みじん切りしたにんにくを炒め、香りが出たら、きのこ類を炒め合わせる。
③ (2)に(1)の焼き汁とバルサミコ酢を入れ、塩、こしょうする。
④ 皿に(1)を盛り、(3)をかけてパセリを添える。

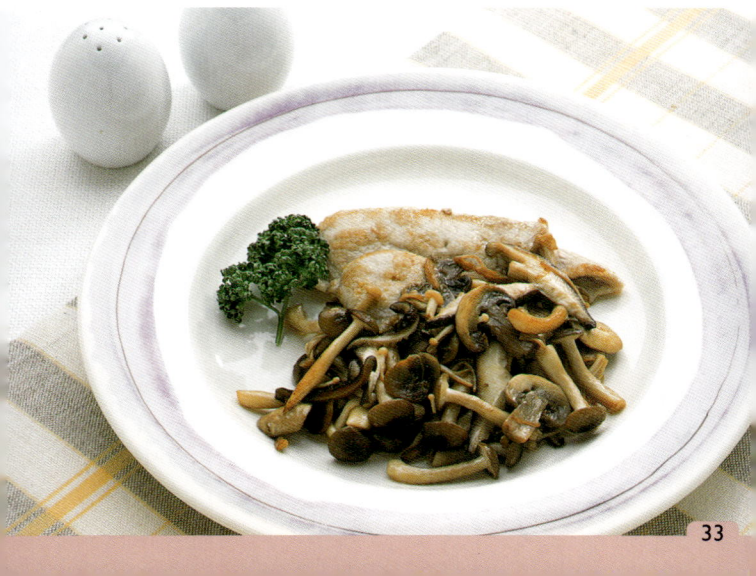

酢豚

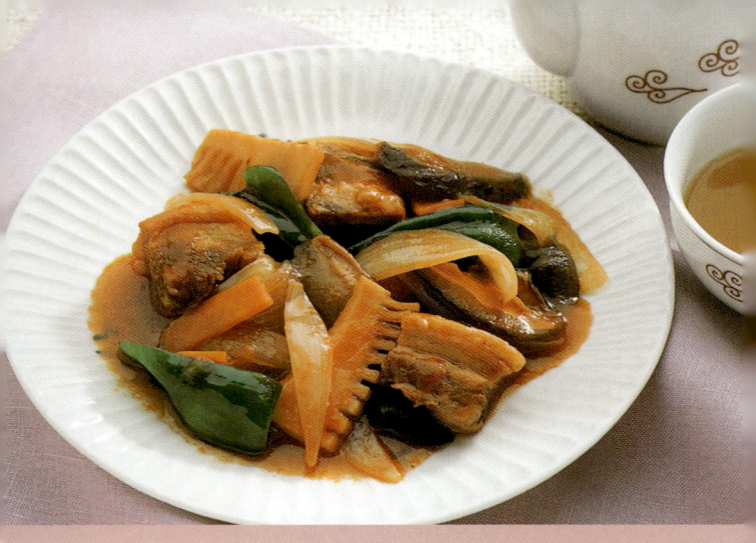

305 kcal

材料(1人分)

食塩 **1.0** g

豚もも肉(脂身なし) 70g　揚げ油適量
たまねぎ 40g　にんじん 20g　ピーマン 20g
ゆでたけのこ 20g　干ししいたけ 1g　にんにく 1g
しょうが 1g　油 5g　片栗粉 2g
a（酒 2g　しょうが汁 2g 片栗粉 3g）
b（しょうゆ 7g　酢 8g　酒 5g　水 60ml　砂糖 3g　トマトケチャップ 8g）

作り方

① 豚肉は角切りにする。**a** で下味をつけてから、油で揚げる。
② たまねぎ、にんじん、ピーマン、たけのこは長切りにしておく。たまねぎ以外は、さっとゆでておく。
③ 干ししいたけは、水でもどし、軸を取って4等分にする。にんにくとしょうがは、みじん切りにしておく。
④ 中華鍋に油を熱し、にんにくとしょうがを入れ、(2)と(3)の具を加えてさっと炒める。
⑤ (4)に(1)を入れ、よく混ぜ合わせた **b** で味をととのえ、水溶き片栗粉を加えてとろみをつける。

餃子

242 kcal

材料（1人分）

はくさい 50g　ねぎ 10g
にら 20g　しょうが 1g　にんにく 1g
豚ひき肉 30g　塩 0.1g　餃子の皮 7枚　油 3g
a（しょうゆ 3g　酢 3g　ラー油 3g）

食塩 1.0 g

作り方

① はくさい、ねぎ、にらは、みじん切りにする。
② しょうが、にんにくはすりおろしておく。
③ ボールに、ひき肉と(1)(2)の材料を入れ、塩を加えてよく混ぜ合わせる。
④ (3)の具を餃子の皮で包む。
⑤ 熱したフライパンに油を入れ、餃子を並べる。餃子の底にこげ目がついたら水（分量外）を回し入れ、ふたをして蒸し焼きにする。
⑥ 水気がなくなり、皮が透き通ったら焼きあがり。
⑦ **a** を混ぜ合わせたたれを添えていただく。

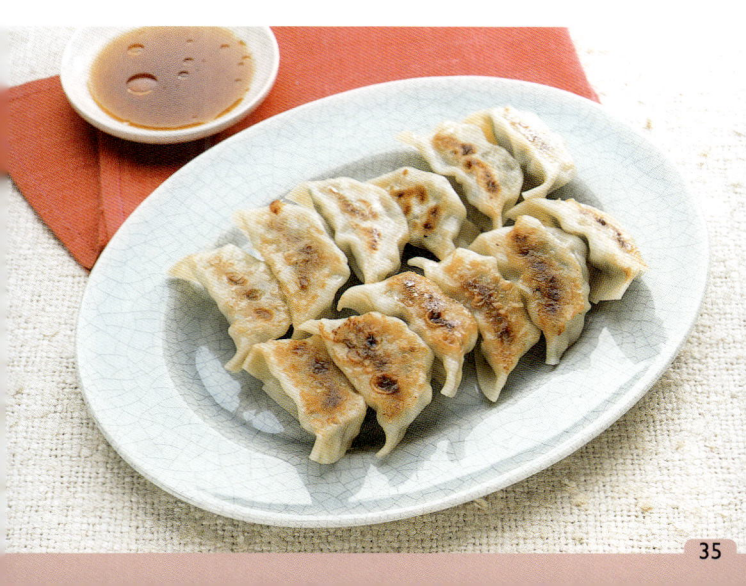

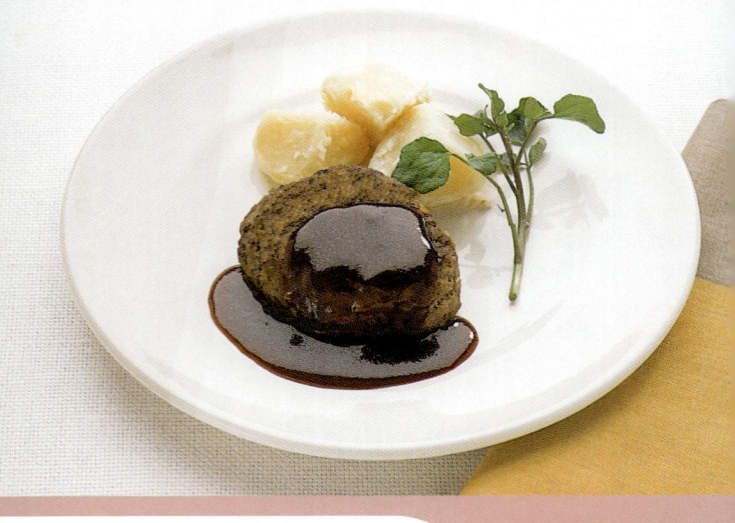

ハンバーグ

342 *kcal*

材料（1人分）

じゃがいも 60g　塩 0.2g　こしょう少々
クレソン 7g　たまねぎ 20g　生パン粉 10g
牛乳 10ml　たまご 8g　合びき肉 90g
塩 0.3g　こしょう少々　ナツメグ少々　油 3g
a（トマトケチャップ 5g　ウスターソース 5g）

食塩 1.3 g

作り方

① じゃがいもは皮をむいて、1人分を2〜3個に切る。ゆでて水分をきったら、鍋の中で塩、こしょうをしてころがし、粉ふきいもをつくる。クレソンは葉先の4〜5cmを切って、水にさらしておく。
② たまねぎはみじん切りにする。パン粉は牛乳にひたし、たまごは溶きほぐしておく。
③ ひき肉に(2)を加え、塩、こしょう、ナツメグを加えてよくこねる。厚さ1〜1.5cmのだ円形にし、中央を軽くおしてくぼみをつくる。
④ フライパンに油を熱し、(3)を静かに入れる。焼き色がついたら弱火にして、片面5分くらいずつ焼く。
⑤ (4)と付け合わせの(1)を器に盛って、**a**のソースを(4)にかける。

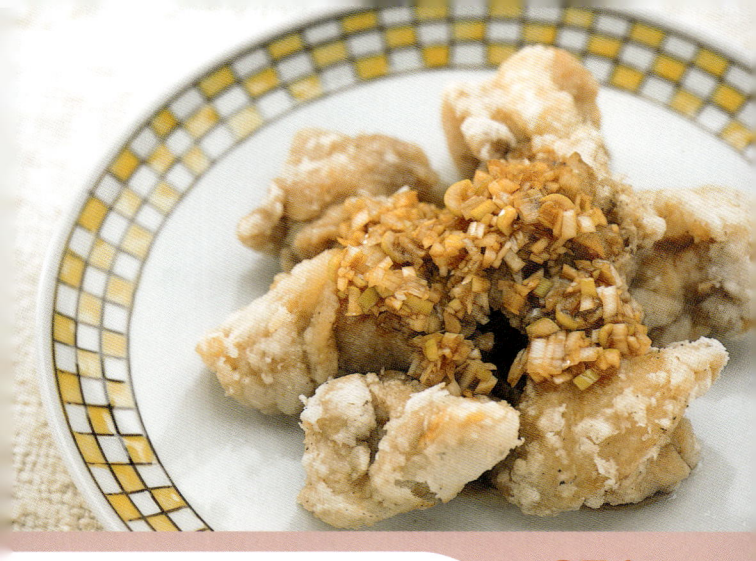

鶏のから揚げ ねぎソースかけ

271 kcal

食塩 0.6 g

材料(1人分)

鶏もも肉 80g　塩 0.1g　こしょう少々
片栗粉 5g　揚げ油適量　ねぎ 10g
しょうが 1g　にんにく 1g
a（しょうゆ 3g　酢 3g　砂糖 1g　ごま油 1g）

作り方

① 鶏肉は、大きめのひと口大に切って、塩、こしょうで調味しておく。
②(1)に片栗粉をまぶし、180℃の油で揚げる。
③ ねぎ、しょうが、にんにくは、みじん切りにしておく。
④(3)と **a** を混ぜ合わせたソースを、から揚げにかける。

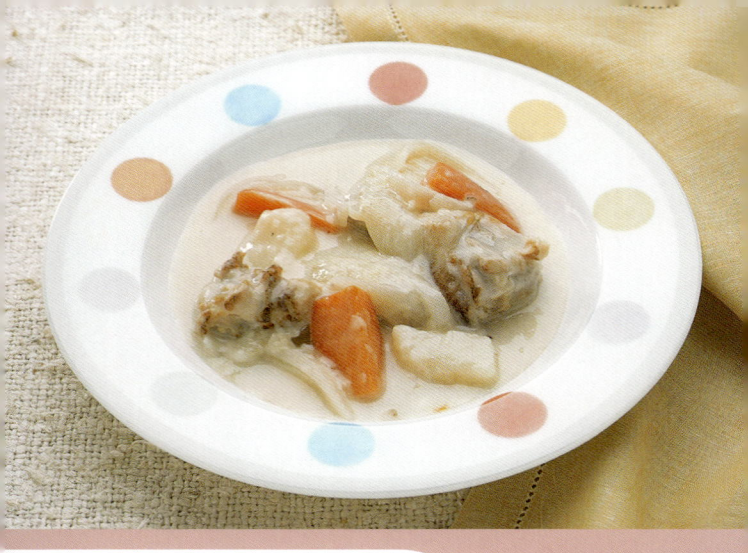

シチュー

390 kcal

材料(1人分)

食塩 **0.6** g

たまねぎ 40g　にんじん 20g　じゃがいも 60g
油 5g　鶏骨付きもも肉 60g
白ワイン 10g　コンソメスープの素 2g
バター 5g　小麦粉 3g　牛乳 150ml
塩 0.3g　こしょう少々

作り方

① たまねぎはくし型、にんじんは約 4cm の長さに切って 4 つ割りにする。じゃがいもは 8 つくらいに切り、水にさらしておく。
② 鍋に油を熱し、鶏もも肉を入れ、表面に焼き色がついたら取り出す。
③ たまねぎ、にんじん、じゃがいもを炒め、鶏肉を加えてから白ワインをふり入れる。白ワインのアルコールがとんだら、具がかぶさるくらいの湯 (分量外) を加えて煮こむ。
④ 肉と野菜がやわらかくなったら、コンソメスープの素を入れて煮る。
⑤ ホワイトソースをつくる。別の鍋にバターを熱し、小麦粉を弱火で炒め、花が咲いたようになったら牛乳を少しずつ加えて混ぜる。
⑥ (5)を(4)に加える。ひと煮立ちさせて濃度をつけ、塩、こしょうする。

たいの重ね蒸し

187 kcal

食塩 1.0 g

材料（1人分）

たいの切り身 80g　しいたけ 50g　ハム 20g
チンゲンサイ 30g　片栗粉 2g　香酢 3g
a（酒 1g　片栗粉 2g）
b（中華スープ 25ml　ごま油 0.7g　塩 0.5g）

作り方

① たいはひと口大のそぎ切りにし、**a** をまぶしておく。
② しいたけは薄いそぎ切り、ハムはたいの大きさとそろえて切る。
③ 油（分量外）を薄く塗った器に、たい、ハム、しいたけ、たいの順で交互に重ねて並べる。
④ 蒸気がたっている蒸し器に、(3)を器のまま入れて、強火で8分くらい蒸す。
⑤ チンゲンサイは、熱湯でゆでて半分に切っておく。
⑥ 鍋に **b** を入れて煮立てる。水溶き片栗粉でとろみをつけたら、香酢を合わせる。
⑦ (4)に(5)を添え、(6)をかけていただく。

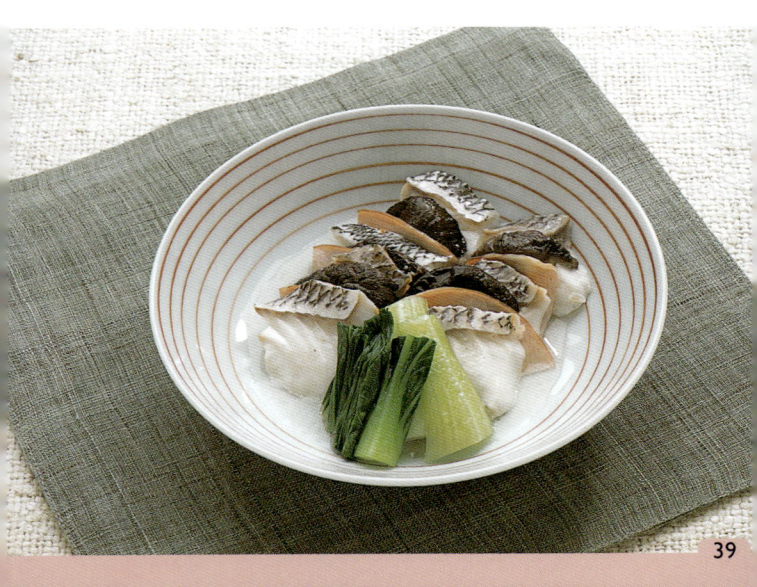

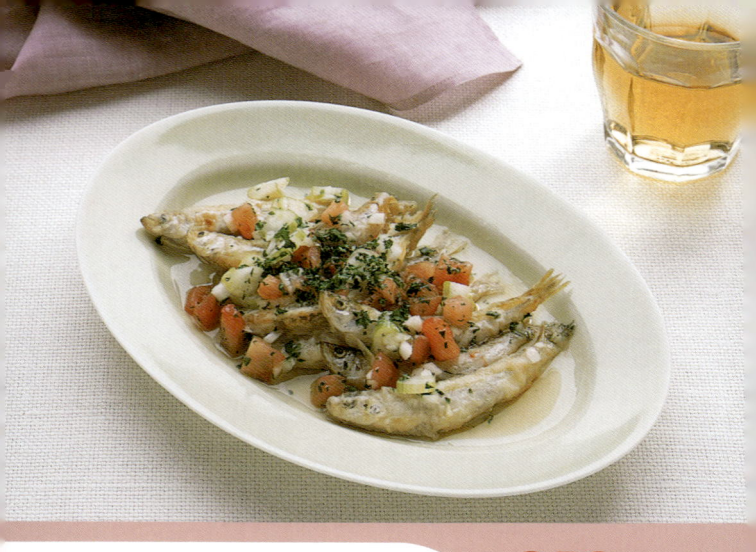

わかさぎのエスカベーシュ

259 *kcal*

食塩 0.7g

材料（1人分）

たまねぎ 10g　トマト 20g　セロリ 10g
パセリ 1g　わかさぎ 70g　こしょう少々
コーンスターチ 5g　揚げ油適量
a（果実酢 8g　油 10g　砂糖 1g　塩 0.7g
　こしょう少々）

作り方

① たまねぎは、粗めのみじん切りにしてから、水にさらしてふきんで絞る。
② トマトは湯むきをして種を取り、7〜8mm の角切りにしておく。セロリはすじを取って 5mm 角に、パセリはみじん切りにしておく。
③ ボウルに **a** を入れ、よく混ぜ合わせて調味液をつくる。
④ わかさぎはこしょうをしてからコーンスターチをまぶして、180℃の油で揚げる。
⑤ (4)を熱いうちに(3)に漬ける。
⑥ (5)に(1)とトマト、セロリを加えて混ぜ、冷蔵庫で冷やす。まんべんなく調味液に漬かるように、ときどき上下を返す。器に盛り、パセリを散らす。

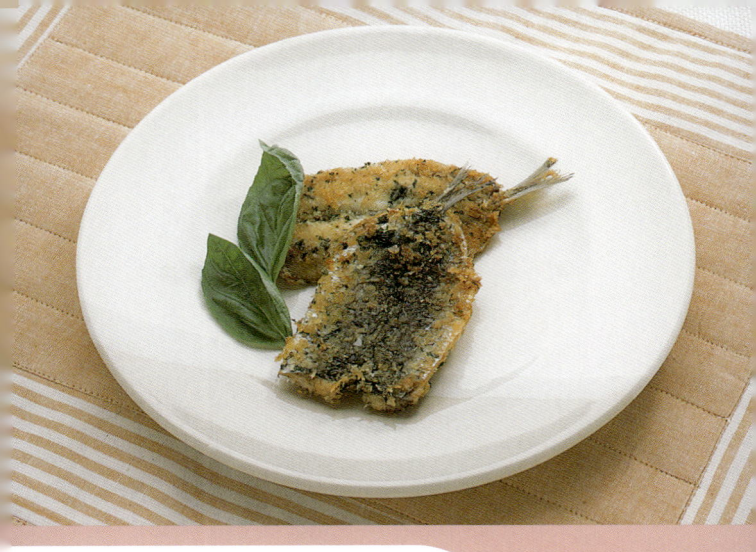

いわしのハーブ焼き

271 *kcal*

食塩 **0.8** *g*

材料（1人分）

いわし 80g　塩 0.1g　こしょう少々
オリーブ油 8g
a（にんにく 2g　生パン粉 7g　パセリ 1g
　　バジル 1g　塩 0.5g　こしょう少々）

作り方

① いわしは、頭と内臓を取り除いて水で洗う。手開きにしたら、中骨を除き塩、こしょうをする。
② **a** をよく混ぜ合わせる。
③ いわしをペーパータオルなどでふいて水気をとり、(2)を両面にしっかりつける。
④ オリーブ油をフライパンで熱して、いわしの皮のほうを下にして焼く。焼き色がついたら裏返しにして火を弱め、しっかり火が通るまで焼く。

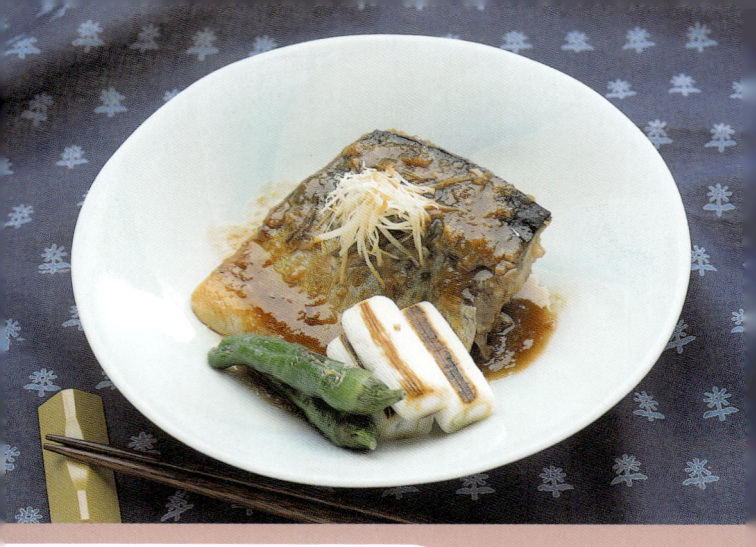

さばのみそ煮

186 kcal

材料（1人分）

しょうが 2g　ねぎ 10g　さば 80g
ししとう 4g
a（しょうゆ 3g　みそ 7g　みりん 3g　水 50ml）

食塩 **1.5** g

作り方

① しょうがは半量を薄切りにする。残りは針しょうがにしておく。
② ねぎは 4cm の長さに切る。
③ 鍋に **a** を入れて火にかけ、煮立ったらしょうがの薄切りを入れる。
④ (3)にさばを並べ入れ、落としぶたをして、煮込む。
⑤ ねぎとししとうは素焼きにしておく。
⑥ 器に(4)を盛る。上に針しょうがを散らして、ししとう、ねぎを添える。

さけのタルタルソースがけ

240 kcal

食塩 0.9 g

材料（1人分）

さけ 80g　塩 0.1g　クローブ 1g　たまご 20g
たまねぎ 10g　ピクルス 5g　レタス 15g
パセリ 1g
a（マヨネーズ 10g　練りからし 5g）

作り方

① さけは塩をふって、クローブを上に置き、火が通るまで蒸す。
② たまごはかたゆでにして、粗みじん切りにする。
③ たまねぎ、ピクルスはみじん切りにしておく。
④ (2)と(3)に **a** を混ぜ、タルタルソースをつくる。
⑤ 器にレタスを敷いて、蒸しあがったさけを盛り、(4)をかける。
　仕上げにみじん切りのパセリを散らす。

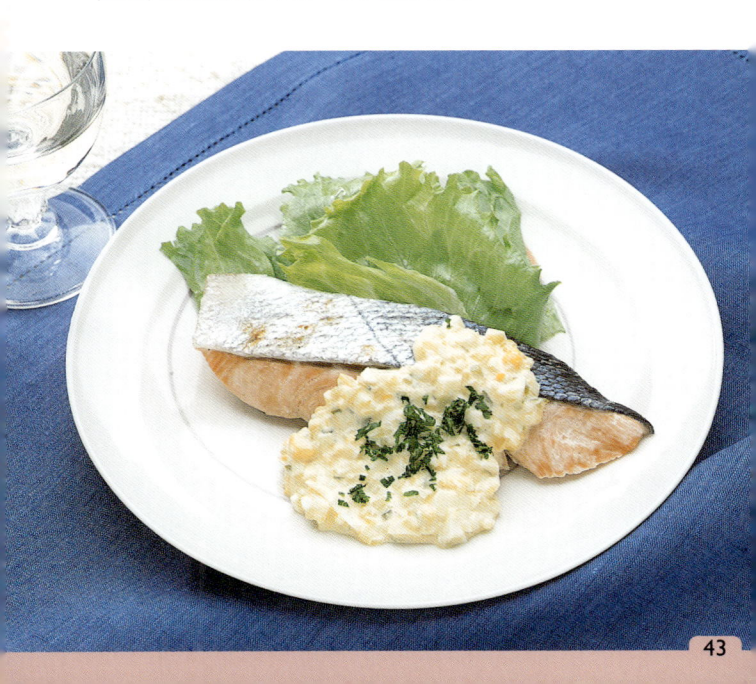

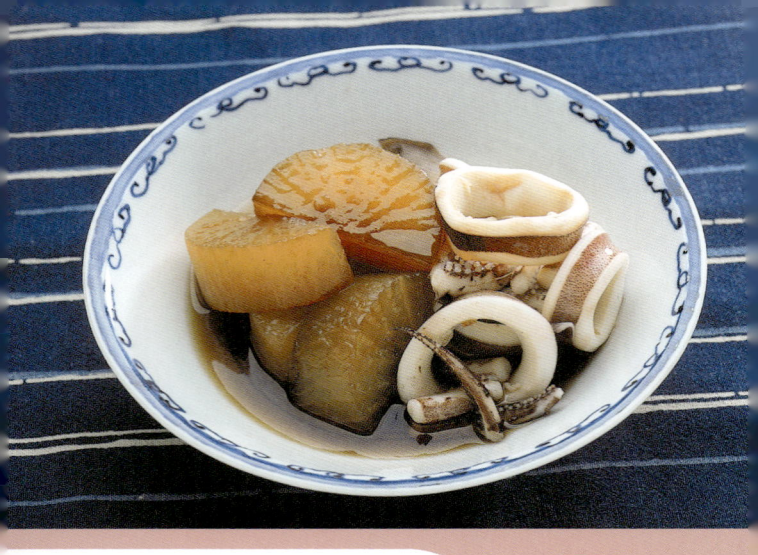

いかとだいこんの煮物

73 kcal

材料(1人分)

いか 50g　だいこん 60g　昆布のだし汁適量
a（酒 3g　しょうゆ 3g　塩 0.5g　砂糖 3g）

食塩 **1.6g**

作り方

① いかの下ごしらえをする。胴は 1.5cm 幅の輪切り、足は 5cm の長さに切る。
② だいこんは、厚めの輪切りにして皮をむき、半分に切る。
③ 鍋に(2)を入れ、昆布のだし汁をひたひたに注いで、**a** を加えて火にかける。
④ 落としぶたをし、だいこんがやわらかくなるまで弱火で十分に煮込む。いかは最後に加えて、強火で一気に煮る。

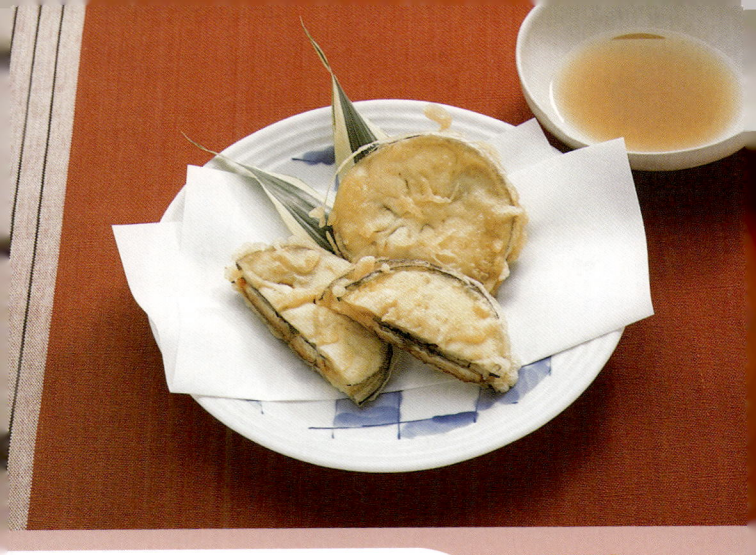

うなぎと加茂なすのはさみ揚げ

273 *kcal*

食塩 **1.0** *g*

材料（1人分）

加茂なす 80g　片栗粉 5g　うなぎ（蒲焼き）30g
小麦粉 10g　揚げ油適量
だいこん 25g　もみじの葉など 1 枝
a（だし汁 20ml　みりん 5g
　　うすくちしょうゆ 4g）

作り方

① なすは、厚さ 5mm くらいの輪切りにし、表面に片栗粉をふる。
② うなぎは、なすの大きさに合わせて切る。
③ なすでうなぎをはさむ。
④ 小麦粉を同量の水（分量外）で溶いて(3)につけ、160℃油で揚げる。
⑤ 鍋に **a** を入れて、ひと煮立ちさせ、冷まして、天つゆをつくる。だいこんはすりおろして、水気をきっておく。
⑥ もみじの葉を皿に敷いて(4)を盛り、天つゆとだいこんおろしを添えていただく。

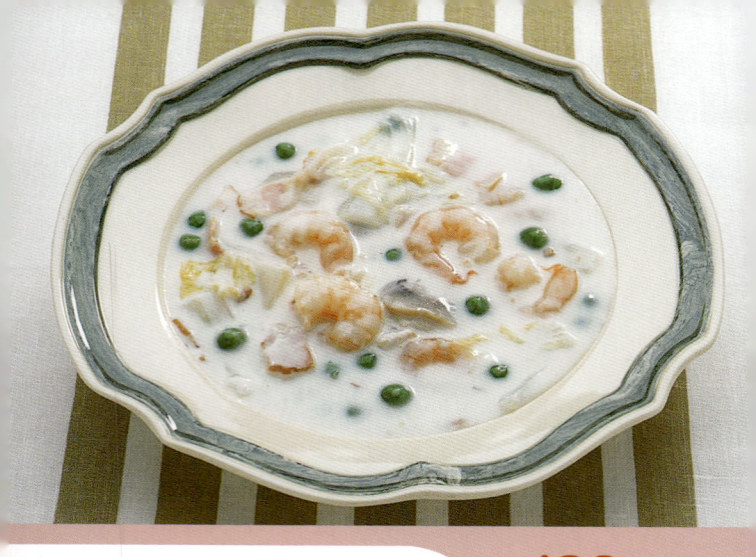

えびとはくさいのクリーム煮

132 kcal

食塩 1.4 g

材料（1人分）

むきえび 60g　こしょう少々
マッシュルーム 20g　はくさい 100g
ベーコン 5g　牛乳 70ml
中華スープの素 1.2g　湯適量　こしょう少々
片栗粉 1.5g　冷凍グリーンピース 5g

作り方

① えびは背わたを取ってこしょうをふり、少しの酒（分量外）を入れた熱湯でゆでる。
② マッシュルームは 3mm 幅、はくさいは縦半分にしてから、2cm 幅に切っておく。
③ ベーコンは 1cm 幅に切って、厚手の鍋で軽く炒める。はくさいの軸、マッシュルーム、はくさいの葉の順番に炒める。
④ はくさいがしんなりとしてきたら(1)を入れ、中火にして牛乳と少量の湯で溶いた中華スープの素を加える。煮立ったら弱火で 8 分くらい煮る。
⑤ 仕上げにこしょうを加えて、水溶き片栗粉でとろみをつけたら、グリーンピースを加える。

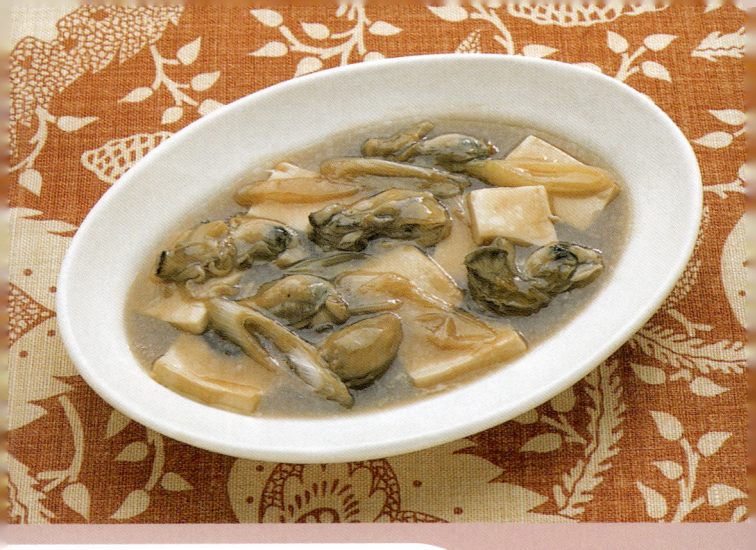

かきと豆腐のオイスターソース煮

136 kcal

材料（1人分）

かき（むき身）50g　ねぎ20g
絹ごし豆腐85g　油2g　水37ml　酒8g
オイスターソース10g　しょうゆ2g　片栗粉4g

食塩 **2.0g**

作り方

① かきは、塩水で洗ったらザルにあげて水をきる。
② ねぎは斜め切り、豆腐はひと口大に切っておく。
③ フライパンに油を熱し、ねぎをさっと炒める。水、酒、オイスターソース、しょうゆを加えてひと煮立ちさせる。
④ (3)にかきと豆腐を加えて煮る。
⑤ 水溶き片栗粉を加え、豆腐がくずれないように軽く混ぜてとろみをつける。

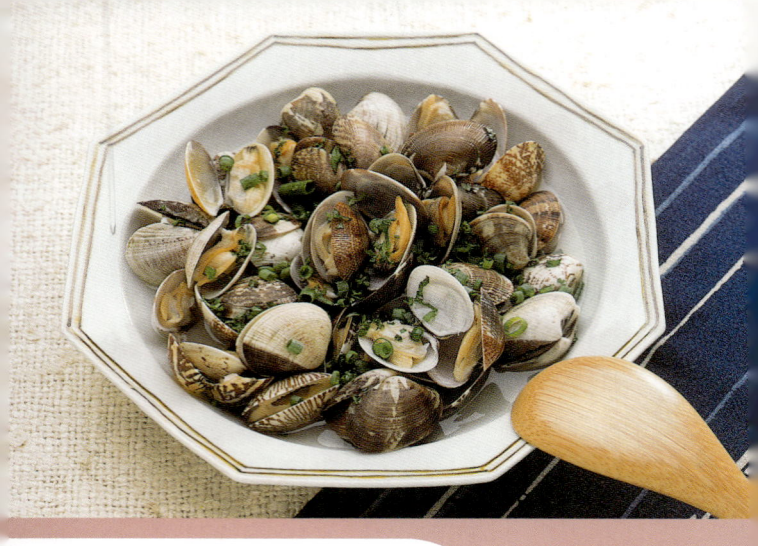

あさりのワイン蒸し

134 kcal

食塩 0.7 g

材料（1人分）

バター 10g　にんにく 3g
あさり（殻つき）200g（正味 80g）
白ワイン（または酒）40ml　塩 0.5g
黒こしょう少々　パセリ 2g　あさつき 6g

作り方

① 鍋にバターの半量を溶かし、みじん切りにしたにんにくを炒める。
② にんにくの香りがたったところへ、あさりと白ワイン、塩、こしょうを加えて鍋のふたをする。蒸しあがったらあさりを取りだし、器に盛る。
③ あさりから出た汁を煮詰める。残りのバターを加え、溶けたら火を止める。
④ (2)に(3)をかけ、細かく刻んだパセリとあさつきを上から散らす。

たまご・豆腐のおかず

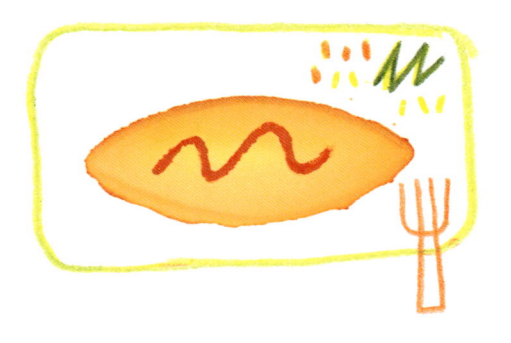

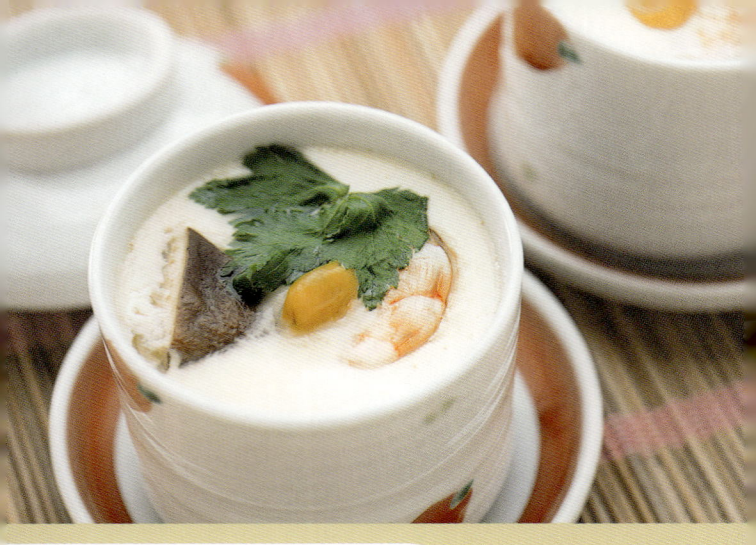

茶碗蒸し

133 kcal

材料(1人分)

芝えび 15g　鶏もも肉(皮なし) 20g
ぎんなん 10g　しいたけ 10　みつば 2g
たまご 50g　だし汁 130ml　塩 1.2g
しょうゆ 1ml

食塩 1.3g

作り方

① えびは殻と背わたを取る。鶏肉はひと口大に切っておく。ぎんなんは鬼皮をむいてさっとゆでて、薄皮をはがしておく。しいたけは軸を除いて飾り切りにする。
② みつばは湯通しして、飾り結びにしておく。
③ 溶きたまごとだし汁を合わせて、こし器でこす。塩、しょうゆで味をととのえる。
④ 器に(1)の具と(3)を流し入れ、湯気のたった蒸し器に入れて弱火で約20分ほど蒸す。仕上げにみつばをのせる。

温泉たまご

96 kcal

材料（1人分）

たまご 60g　だし汁 20ml　みりん 1.5g
しょうゆ 2.5g

食塩 0.4g

作り方

① たまごを 65℃の湯で 10 分ほど加熱する。沸騰した 500ml のお湯に 300ml の常温（約 21℃）の水を加えると、65℃のお湯ができる。
② (1)を冷水で冷ましておく。
③ だし汁にみりんとしょうゆを加えて、ひと煮立ちさせたたれをつくる。
④ 器に(2)を割り入れ、(3)をかけていただく。

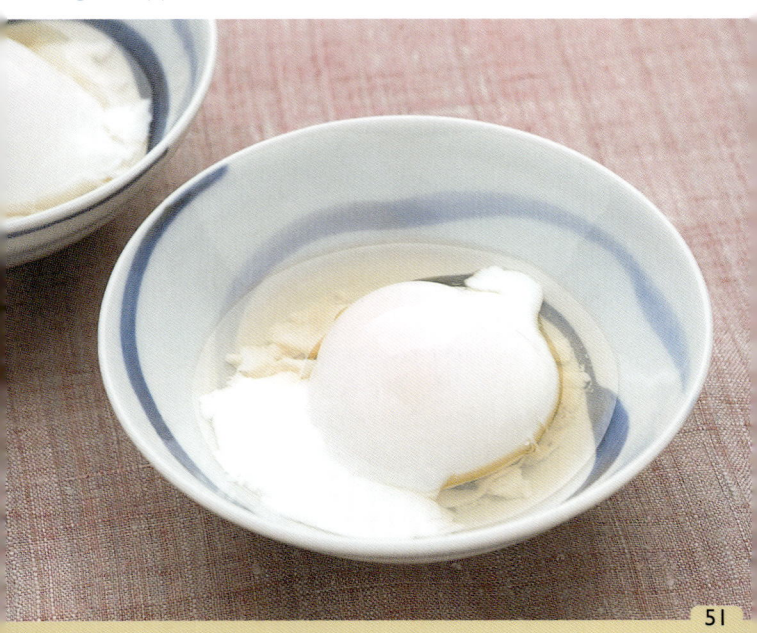

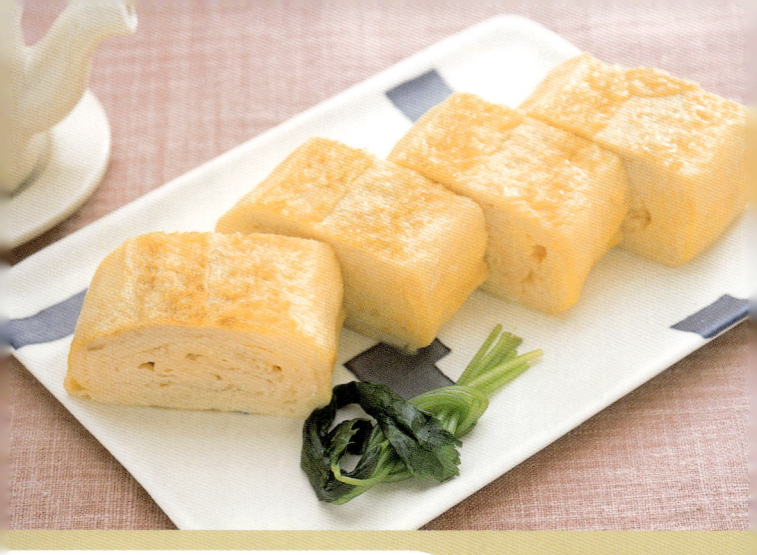

だし巻きたまご

85 kcal

材料（1人分）

たまご 50g　だし汁 50ml
うすくちしょうゆ 1g　塩 0.3g　みつば 30g
油適量
a（わさび適量　うすくちしょうゆ 2.0g）

食塩 **0.9 g**

作り方

① たまごを溶き、だし汁、うすくちしょうゆ、塩を加える。
② みつばをゆで、**a** のわさびじょうゆであえておく。
③ たまご焼き器に油を熱し、(1)の卵液の 1/4 量を流し入れる。たまごがかたまってきたら、奥から手前に向かって巻いていく。たまご焼き器のあいている部分を油がしみ込んだペーパータオルでふき、たまごを奥に移動させる。
④ フライパンのあいたところに、1/4 量の卵液を流し入れ、(3)と同じように巻く。これをさらに 2 回くり返す。
⑤ 全部巻けたら、形をととのえて皿に盛り、(2)を添える。

かにたま

132 kcal

食塩 1.1 g

材料（1人分）

しいたけ 10g　たけのこ（水煮缶詰） 10g
たまご 50g　ずわいがに（水煮缶詰身） 20g
かにの缶詰の汁 10ml　油 3g
a（片栗粉 1.5g　みりん 1g　しょうゆ 2g
　　塩 0.2g　中華スープ 30ml）

作り方

① しいたけは軸を取って大きめのみじん切り、たけのこも大きめのみじん切りにする。
② 割りほぐしたたまごに、かに、かにの缶詰の汁、(1)を混ぜる。
③ 中華鍋に油を熱し、(2)を一気に入れ、強火で大きく混ぜる。
④ 半熟状になったら裏返し、反対側もさっと焼いたら器にとる。
⑤ 鍋に **a** を入れてひと煮立ちさせてあんをつくり、(4)の上からかける。

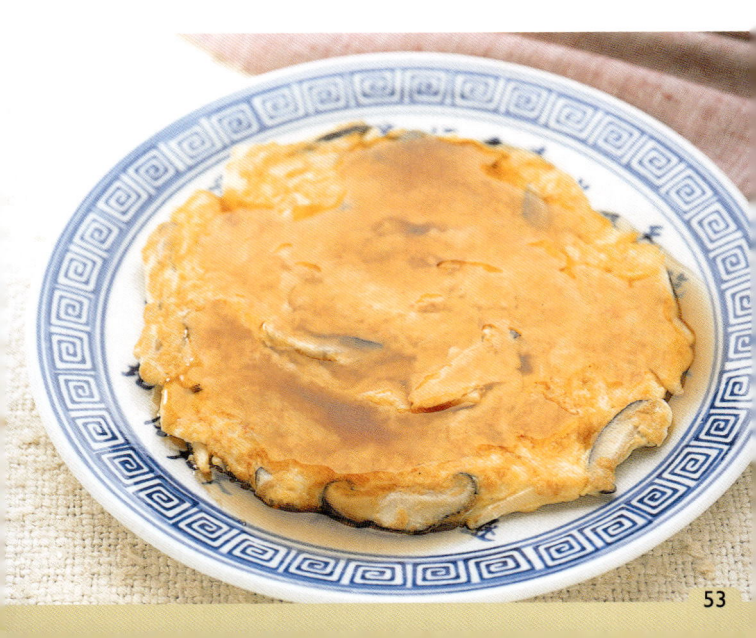

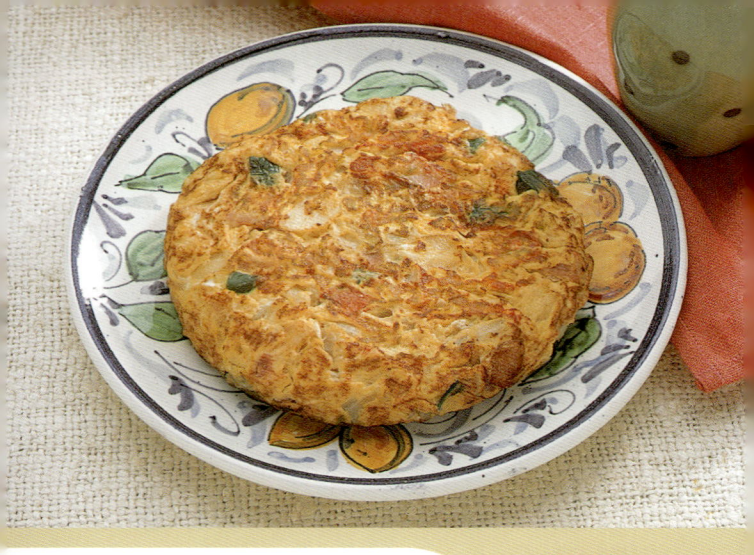

スペイン風オムレツ

161 *kcal*

材料（1人分）

たまねぎ 15g　ベーコン 10g　じゃがいも 30g
トマト 20g　ピーマン 5g　油 1g　たまご 50g
塩 0.5g　こしょう少々　バター 3g

食塩 **1.0** g

作り方

① たまねぎとベーコンは 1cm 角に切る。
② じゃがいもは皮をむき、厚さ 5mm のいちょう切りにしてかためにゆでておく。トマトは湯むきして 1cm 角に、ピーマンはヘタと種を除いて 1cm 角に切る。
③ (1)を油で炒める。たまねぎが透き通る程度でよい。
④ 溶きほぐしたたまごに塩、こしょうをし、(2)と(3)を加えて混ぜる。
⑤ 熱したフライパンにバターを入れ、(4)を一気に流し込む。半熟になるまでかき混ぜながら火を通して、円形になるように形をととのえる。焼き色がついたら、裏返してふたをし、1〜2分弱火で焼く。

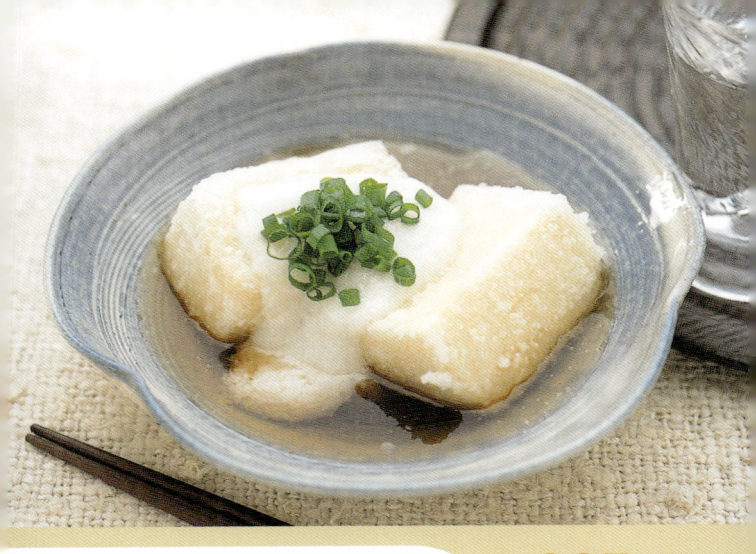

揚げだし豆腐

227 kcal

材料（1人分）

絹ごし豆腐 100g　やまいも 40g　片栗粉 5g
揚げ油適量　あさつき 5g
a（しょうゆ 8g　みりん 2g　だし汁 15ml）

食塩 1.2 g

作り方

① 豆腐はひと口大に切って、水をきっておく。
② やまいもは、皮をむいておろしておく。
③ つゆをつくる。鍋に **a** を入れてひと煮立ちさせる。
④ (1)に片栗粉をまぶして、170℃の油で揚げる。
⑤ (4)を器に盛り、(2)と(3)をかけ、小口切りしたあさつきをあしらう。

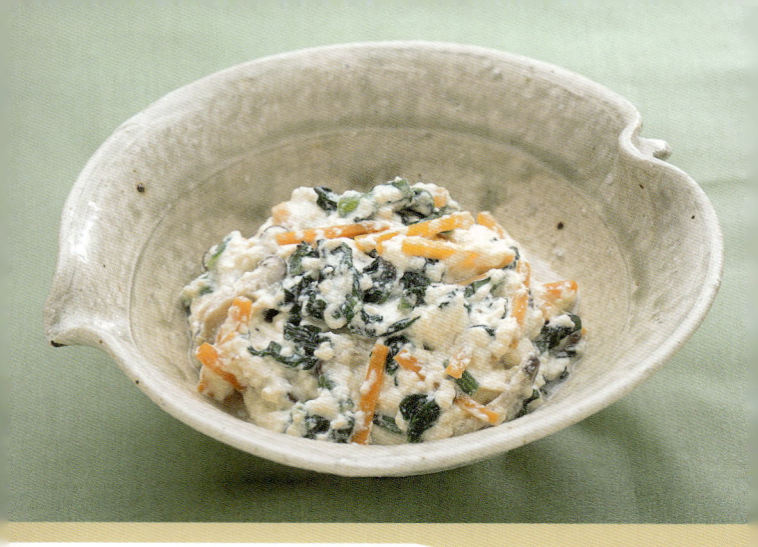

白あえ

48 kcal

材料(1人分)

絹ごし豆腐 40g　こまつな 50g　にんじん 10g
干ししいたけ 1g
砂糖 3g　しょうゆ 2g　塩 0.5g

食塩 **0.8**g

作り方

① 豆腐は粗く崩して熱湯に入れ、ひと煮立ちしたらふきんにとる。水気をしぼり、すり鉢で滑らかにする。
② こまつなは3cm、にんじんは短冊切り、しいたけはぬるま湯でもどしてから軸を取って薄切りにする。それぞれゆでて、水気をきっておく。
③ (1)に砂糖、しょうゆ、塩で味をつけておき、食べる直前に(2)とあえる。

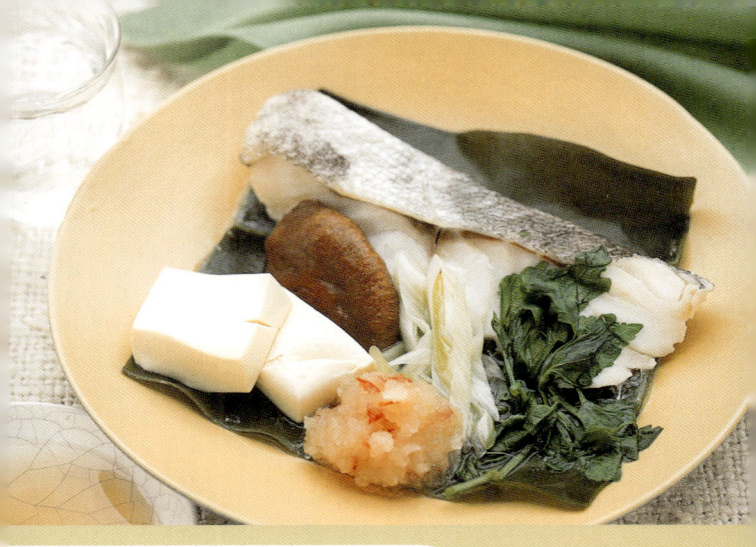

ちり蒸し

151 kcal

材料（1人分）

昆布 1g　まだら切り身 80g　塩 0.1g
絹ごし豆腐 100g　しいたけ 10g　ねぎ 50g
せり 20g　だいこん 30g　とうがらし適量
a（しょうゆ 5g　酢 3g　すだち 4g）

食塩 **1.1** g

作り方

① 昆布は水でさっともどす。たらは塩をしておく。
② 豆腐は半分に切る。しいたけは軸を除き、ねぎは 1cm の斜め輪切りにする。せりは湯通ししておく。
③ 器に(1)と(2)を並べる。器ごと蒸気の上がった蒸し器に入れ、強火で 7～8 分くらい蒸す。
④ **a** を混ぜ合わせ、ポン酢をつくる。
⑤ だいこんととうがらしのもみじおろしを添えていただく。

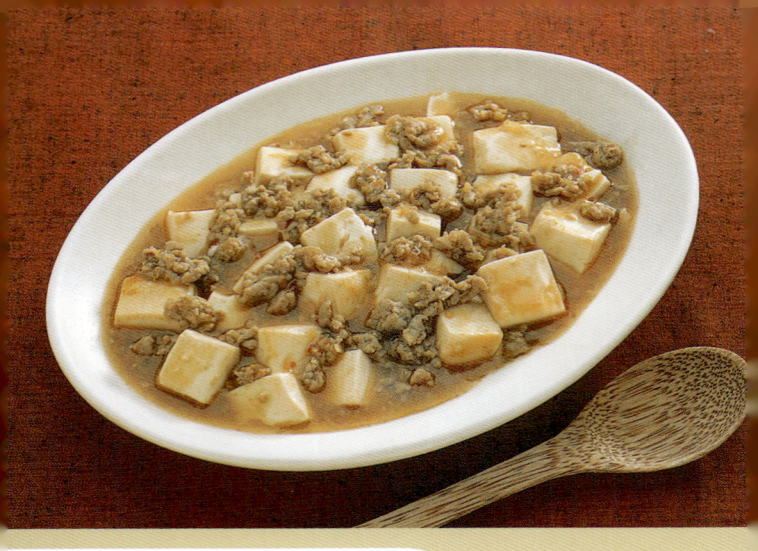

麻婆豆腐

256 kcal

材料（1人分）

木綿豆腐 100g　ごま油 5g　ねぎ 20g
しょうが 3g　にんにく 3g　豚ひき肉 35g
酒 4g　片栗粉 2g　油 2g
a（中華スープ 30ml　トウバンジャン 1g
　みそ 3g　砂糖 2g　しょうゆ 5g）

食塩 **2.1** g

作り方

① 豆腐は四角に切り、さっと湯通しをしてザルにあげ、水気をきる。
② 熱した中華鍋にごま油を入れて、みじん切りにしたねぎ、しょうが、にんにくを炒める。
③ (2)の中華鍋に豚肉を入れ、色が変わったら酒を入れ、さらに **a** を加えて混ぜる。全体がなじんできたら(1)の豆腐を加え、ふたをしてしばらく煮る。
④ 水溶き片栗粉を煮立ってきた(3)に入れ、とろみがついたら油を加える。

野菜・いも類のおかず

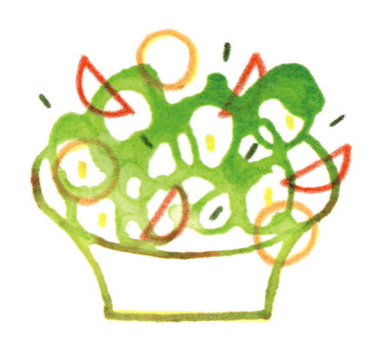

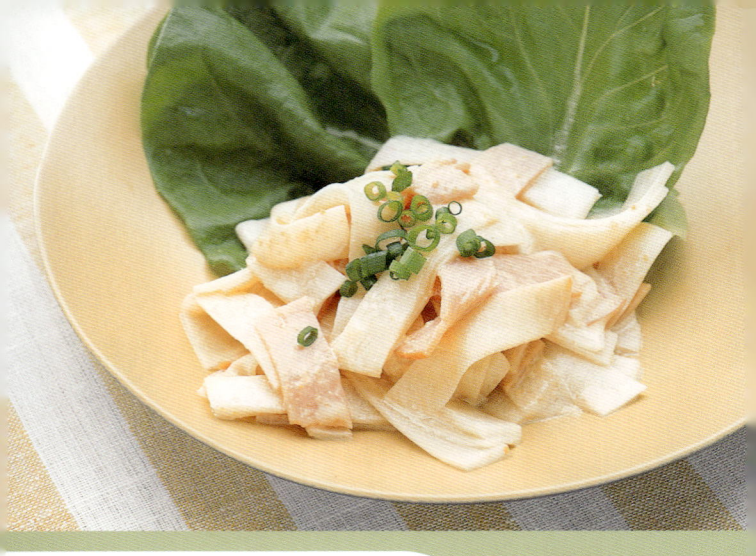

だいこんサラダ

108 *kcal*

材料(1人分)

だいこん 40g　ロースハム 10g　サラダ菜 10g
あさつき 3g
a（マヨネーズ 10g　酢 1ml　みそ 3g
　　練りからし 2g）

食塩 **1.0** *g*

作り方

① だいこんは 0.8mm の輪切りにし、薄い短冊切りにする。
② ロースハムも (1) と同様の短冊切りにする。
③ **a** を混ぜ合わせてソースをつくる。
④ (3) に (1) と (2) を入れて、あえる。
⑤ 器にサラダ菜を敷き、(4) を盛る。あさつきの小口切りしたものを散らす。

切り干しだいこんのハリハリ漬け

57 kcal

材料（1人分）

食塩 **1.0 g**

切り干しだいこん 10g　にんじん 10g
塩 0.1g　昆布 1g　しょうが 0.5g
にんにく 0.5g　とうがらし 1/5本
炒りごま 0.5g
a（酢 20ml　砂糖 2g　しょうゆ 5g　水 20ml）

作り方

① 切り干しだいこんは、水にひたしてもどしておく。
② にんじんは、せん切りにし、塩をまぶす。
③ 昆布を水でもどして、せん切りにする。
④ しょうが、にんにくはみじん切り、とうがらしは小口切りにしておく。
⑤ **a** を混ぜ合わせた液に(1)〜(4)を漬ける。
⑥ 味がなじんだら、器に盛り、ごまをかけていただく。

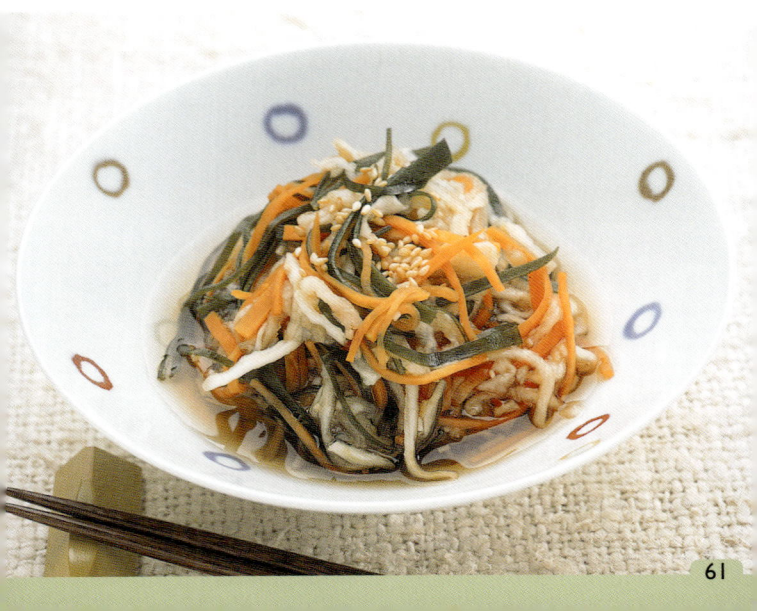

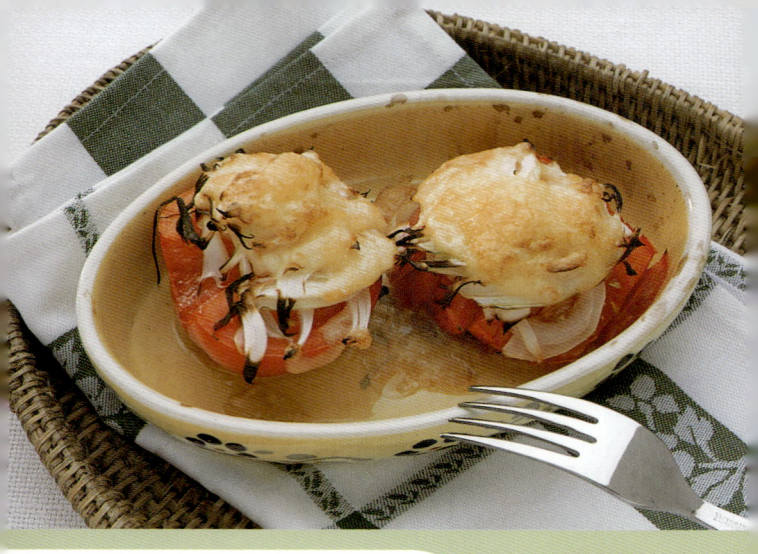

トマトのチーズ焼き

78 kcal

材料（1人分）

トマト 100g　たまねぎ 10g　にんにく 1g
塩少々　生パン粉 10g　ピザ用チーズ 15g

食塩 0.4g

作り方

① トマトは縦半分に切る。たまねぎは薄切り、にんにくはみじん切りにしておく。
② にんにくとたまねぎをトマトの切り口の方にのせて軽く塩をふり、アルミホイルでくるむ。
③ (2)に生パン粉をふりかけ、チーズをのせてオーブンで3〜4分焼く。

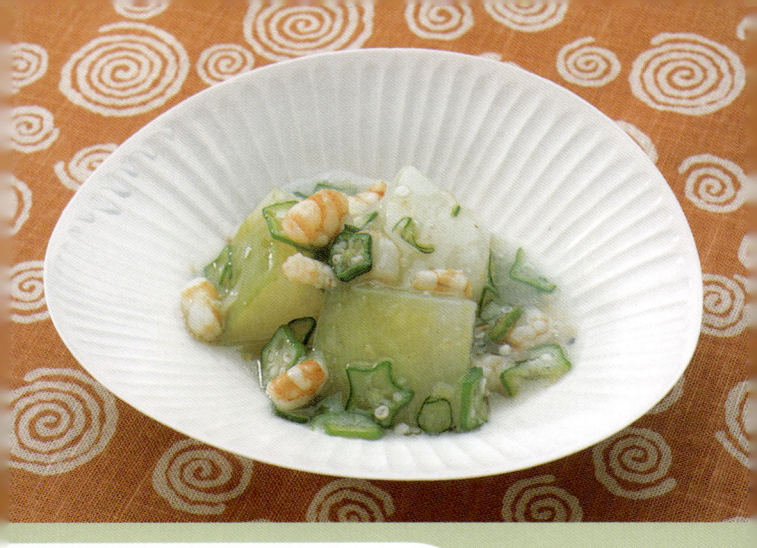

とうがんのえびあんかけ

42 kcal

食塩 0.7 g

材料（1人分）

とうがん 100g　しょうが 4g　おくら 2g
むきえび 20g　だし汁 2カップ
片栗粉 1g
a（塩 0.5g　みりん 2g　しょうゆ 0.5g）

作り方

① とうがんは皮をむき、種やわたを取って、5～6cmの角切りにしておく。しょうがはみじん切り、おくらは小口切りにする。
② えびは、背わたを取っておく。
③ 鍋にだし汁を入れ、とうがんを煮る。軟らかくなったら取り出しておく。
④ (3)の煮汁に、えびとしょうがを加えて**a**で調味する。水溶き片栗粉でとろみをつけ、おくらを加える。
⑤ 皿にとうがんを盛り、(4)をかけていただく。

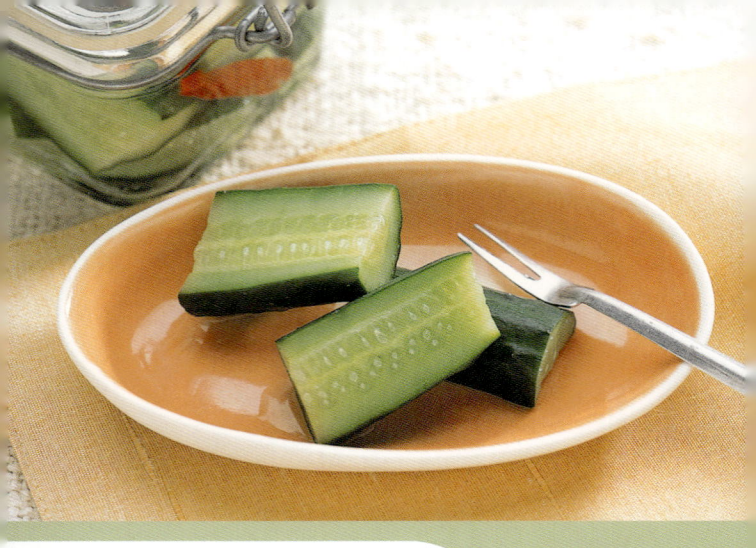

きゅうりのロシア漬け

12 kcal

材料（1人分）

きゅうり 60g　水 100ml
a（塩 0.5g　にんにく 1g　とうがらし 1/5本
　　パセリ 1g　ディル 1g）

食塩 **0.5g**

作り方

① きゅうりは縦半分に切り、3cm の長さに切る。
② にんにくは、薄切りにしておく。
③ 鍋に水を入れて煮立たせ、冷まして、(1)と a を入れて一晩くらい漬ける。

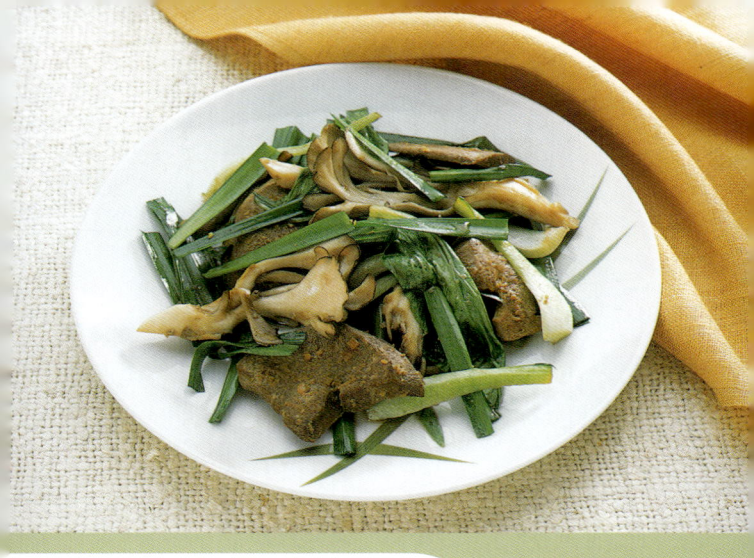

にらレバ炒め

132 kcal

材料(1人分)

豚レバー 40g　にら 30g　チンゲンサイ 20g
まいたけ 10g　にんにく 5g　しょうが 5g
ごま油 5g
a（しょうゆ 2.5g　酒 5g　しょうが汁 3g）
b（しょうゆ 2.5g　砂糖 1g）

食塩 **1.0 g**

作り方

① レバーは、**a** に 10 分くらい漬けておく。
② にらは 3cm、チンゲンサイは 5cm の長さに切り、まいたけは小房に分けて、食べやすい大きさに切っておく。
③ にんにくとしょうがはみじん切りにしておく。
④ フライパンにごま油を熱し(3)を炒め、(1)のレバーを入れる。強火でこげ目をつけたら取り出す。
⑤ (2)を入れてさっと炒め、(4)をもどして **b** で味をととのえる。

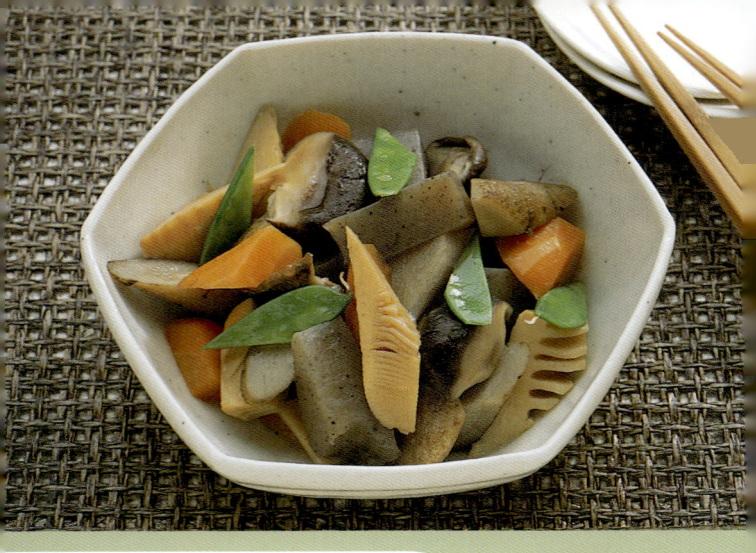

筑前煮

68 kcal

食塩 0.6 g

材料（1人分）

ごぼう 20g　にんじん 10g　たけのこ 20g
こんにゃく 20g　干ししいたけ 1g
さやえんどう 5g　油 3g　だし汁適量　砂糖 2g
酒 2g　しょうゆ 5g

作り方

① ごぼうは乱切りにして、酢少々（分量外）を入れた水にひたし、アクを抜く。にんじんとたけのこは乱切り、こんにゃくは熱湯でゆでてから、乱切りにしておく。干ししいたけは水につけてもどし、軸を取ってから乱切りにする。さやえんどうは筋を取ってゆで、斜め半分に切っておく。それぞれ水気をきる。
② 油を鍋に熱し、ごぼう、にんじん、たけのこ、こんにゃく、しいたけを炒める。全体に油が回ったら具がかぶさるくらいのだし汁を入れて、落としぶたをし、10分くらい煮る。
③ (2)に砂糖、酒、しょうゆを加え味をととのえる。
④ 野菜がやわらかくなるまで煮えたら、仕上げにさやえんどうを加え、ひと煮立ちさせる。

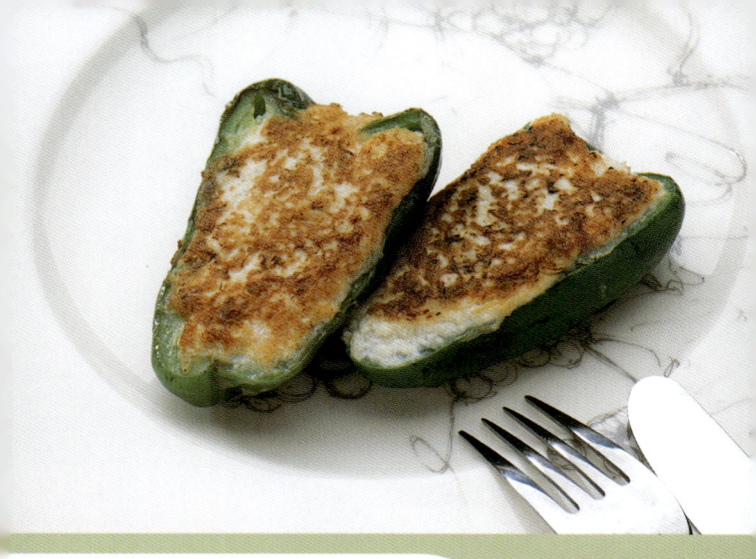

ピーマンファルシー

128 kcal

材料（1人分）

ピーマン 50g　小麦粉 3g　豆腐 30g
しょうが 1g　ねぎ 3g　合びき肉 15g　塩 0.2g
小麦粉 2g　油 5g

食塩 **0.2g**

作り方

① ピーマンは、縦半分に切って種を除き、内側に軽く小麦粉をふっておく。
② 豆腐は水気をきっておく。しょうがとねぎはみじん切りにしておく。
③ ひき肉にしょうがとねぎ、手でちぎった豆腐をよく混ぜ合わせる。
④ (3)に塩を加えて混ぜ、ピーマンに詰め、表面に小麦粉を軽くふる。
⑤ フライパンに油を熱し、(4)を具の方が下になるように入れる。焼き色がついたら裏返して、少量の湯（分量外）を入れてふたをし、蒸し焼きにする。

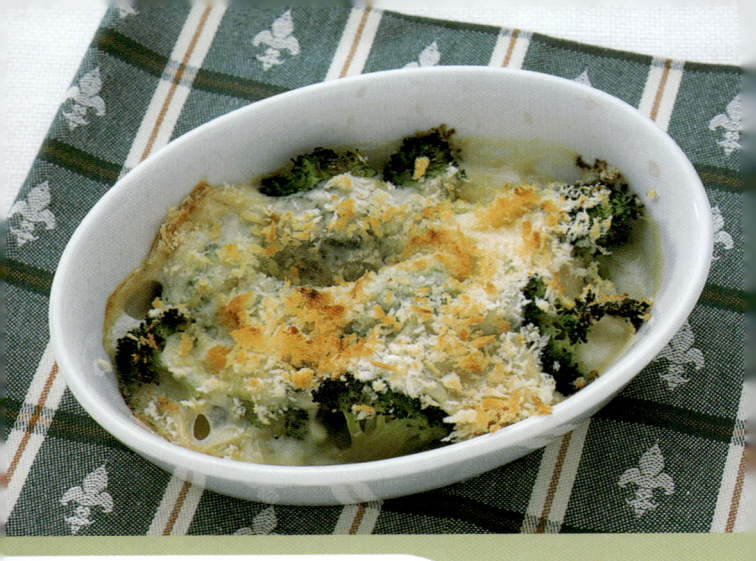

ブロッコリーのグラタン

118 *kcal*

材料（1人分）

ブロッコリー **50**g　こしょう少々
ホワイトソース（缶）**40**g
生パン粉 **6**g　バター **2**g

食塩 **0.4**g

作り方

① ブロッコリーは、さっと洗って小房にわける。こしょうをふって、電子レンジで約1分加熱する。
②（1）をグラタン皿に入れ、ホワイトソースをかける。パン粉、バターをのせて、200℃のオーブン（オーブントースターでも可）で5〜6分焼く。

こまつなの煮びたし

32 kcal

材料(1人分)

こまつな 60g　油揚げ 5g　だし汁 30ml
a（みりん 1g　うすくちしょうゆ 3g）

食塩 0.5g

作り方

① こまつなは洗って軽くゆで、長さ 4cm くらいに切る。
② 油揚げは、小口切りにしておく。
③ 鍋にだし汁と **a** を加えてひと煮立ちしたら、こまつなと油揚げを入れて火を止める。
④ (3)を冷まして汁ごと盛る。

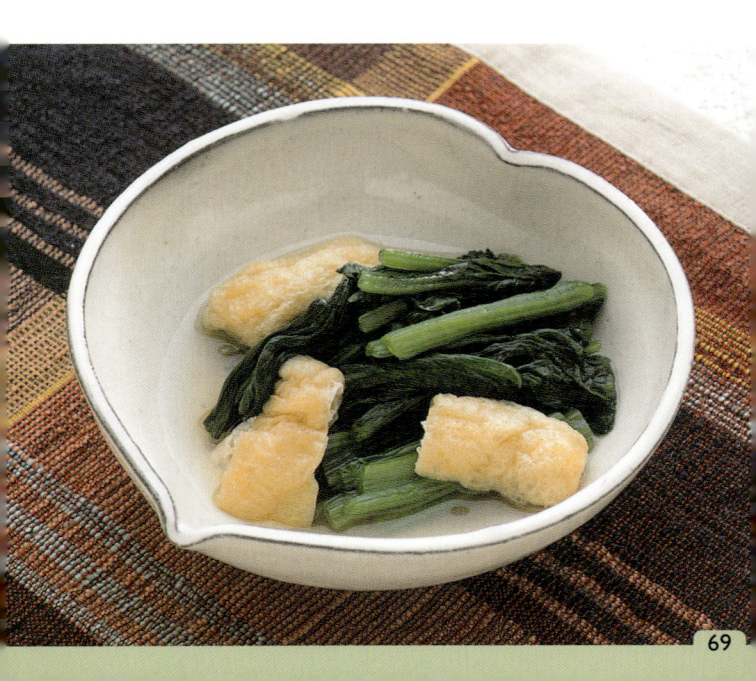

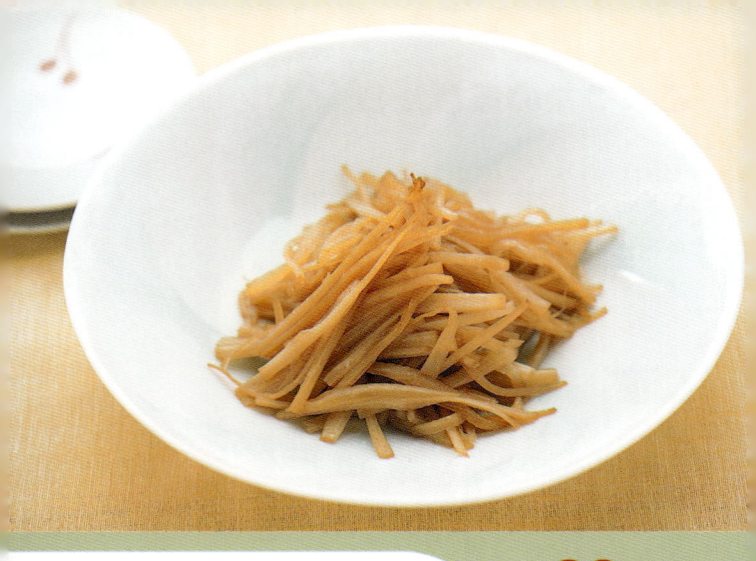

うどのきんぴら

32 kcal

材料（1人分）

山うど（できれば皮のみ）40g　ごま油 2g
a（みりん 1g　しょうゆ 3g　だし汁 30ml）

食塩 **0.5**g

作り方

① うどは、厚くむいた皮をせん切りにする。
② ごま油を熱した鍋に(1)を入れて、さっと炒める。
③ (2)に **a** を加え、強火で汁気がなくなるまで一気に煮る。

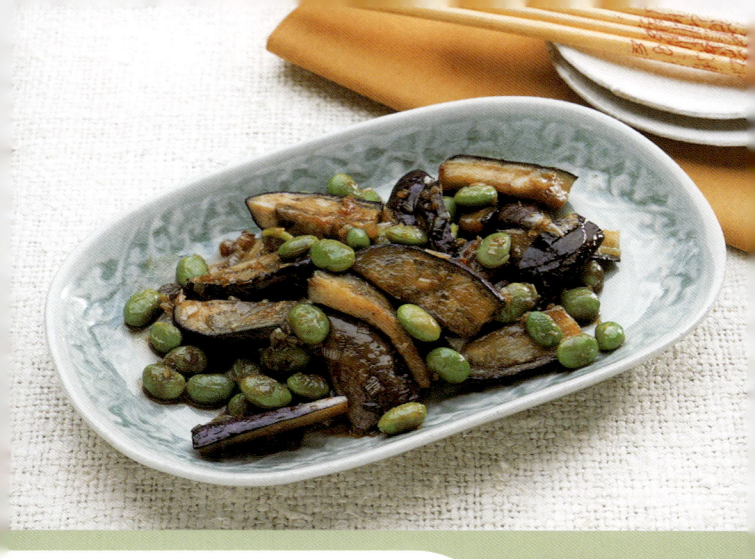

なすのピリ辛炒め

120 kcal

材料（1人分）

なす **80g** 揚げ油適量 ねぎ **4g**
えだまめ **40g**（冷凍、正味 **15g**）
ごま油 **2g**
a（コチジャン **2.5g** みりん **2g** しょうゆ **4g**）

食塩 0.8g

作り方

① なすは、4〜5cm 長さの拍子木切りにし、160℃の油で油通しする。
② ねぎはみじん切りにしておく。
③ 冷凍のえだまめは、解凍してさやから出す。
④ **a** を混ぜ合わせておく。
⑤ 中華鍋にごま油を入れて熱し、ねぎを炒める。火を強くしてなすと(3)、**a** を加え炒める。

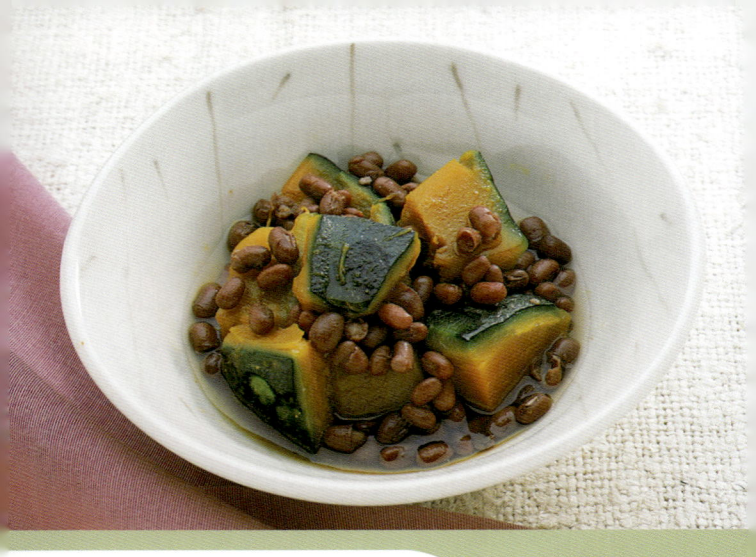

いとこ煮（かぼちゃとあずき）

62 kcal

材料（1人分）

かぼちゃ 40g　あずき 10g　だし汁 100ml
砂糖 2g　しょうゆ 1g

食塩 **0.1** g

作り方

① かぼちゃはわたを取って、乱切りにする。あずきは洗ってザルにあげる。
② 鍋にあずきとひたひたの水を入れ、沸騰したら5分くらいゆでる。ゆであがったら、ザルにあげて、水気をきっておく。
③ 別の鍋にだし汁と(2)を入れて、かぼちゃと砂糖を加え、中火で7～8分煮る。
④ 仕上げにしょうゆを入れ、汁がなくなるまでこがさないように煮る。

さつまいものワイン煮

126 kcal

材料（1人分）

さつまいも **50g**　干しぶどう **5g**　水 **40**ml
ワイン（赤または白）**20**ml　砂糖 **8g**

食塩 **0.0g**

作り方

① さつまいもは皮ごと、厚めの輪切りにして、水にさらしておく。
② 干しぶどうは熱湯をかけておく。
③ (1)と(2)を鍋に入れて、水とワイン、砂糖を加え、中火で20分ほど煮る。

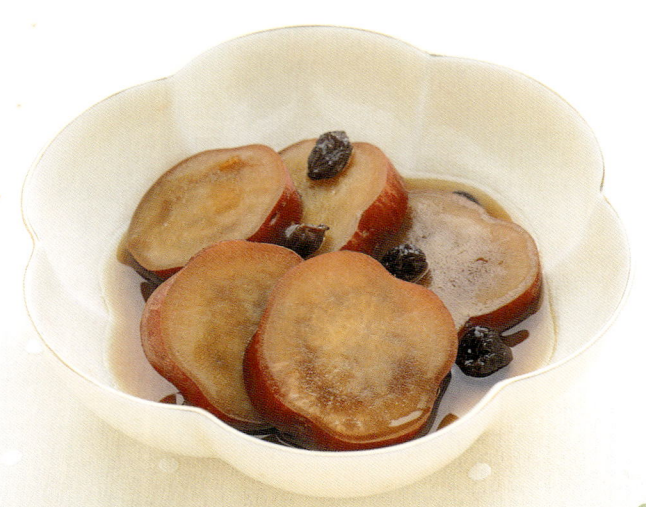

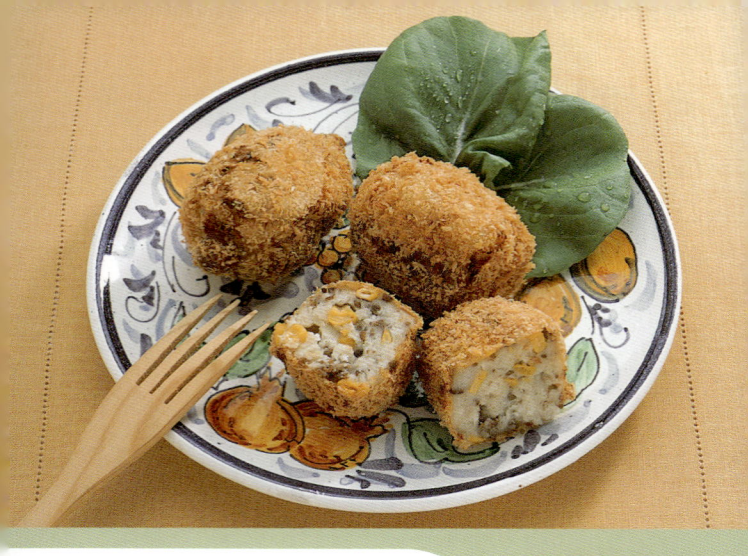

コロッケ

331 *kcal*

材料（1人分）

じゃがいも 100g　たまねぎ 30g　にんじん 5g
豚ひき肉 20g　油 2g　チーズ 6g
コーン（缶詰）5g　小麦粉 5g　たまご 10g
パン粉 10g　揚げ油適量　サラダ菜 10g

食塩 **0.3** *g*

作り方

① じゃがいもは洗って皮をむき、やわらかくなるまでゆでる。ボウルに入れてマッシャーなどでつぶしておく。たまねぎ、にんじんはみじん切りにしておく。
② ひき肉とたまねぎ、にんじんを油で炒め、じゃがいもと混ぜる。
③ (2)を3等分して、俵型に丸める。そのとき、中にチーズを入れたもの1個、コーンを混ぜたもの2個になるようにする。
④ (3)に小麦粉、溶きたまご、パン粉の順でつけ、180℃くらいの油で揚げる。
⑤ 皿にサラダ菜を敷き、コロッケを盛る。

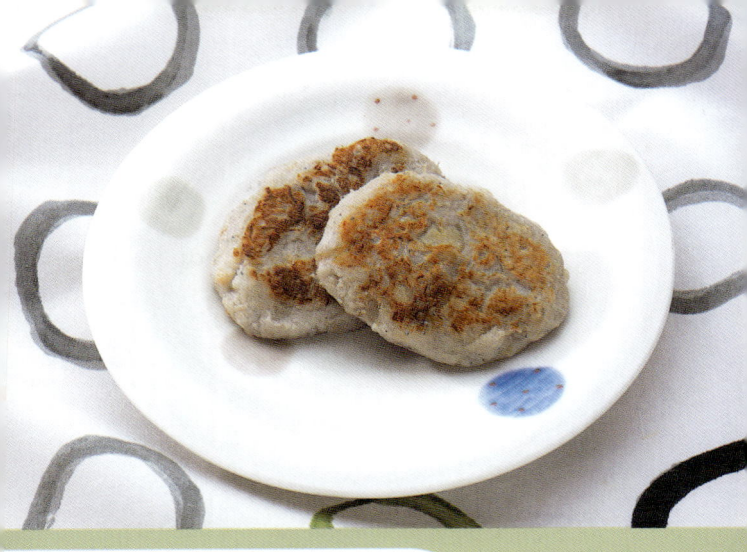

さといものお焼き

117 *kcal*

材料（1人分）

さといも **70**g　野沢菜 **10**g　砂糖 **1**g
小麦粉 **6**g　油 **5**g

食塩 **0.4** g

作り方

① さといもは、ゆでてから皮をむいておく。野沢菜は細かく刻んでおく。
② さといもをつぶして、野沢菜を混ぜ、砂糖を加える。
③ (2)を小判形にまとめ、まわりに小麦粉を軽くまぶしつける。
④ フライパンで油を熱し(3)を入れ、こげ目がつくまでこんがりと焼く。

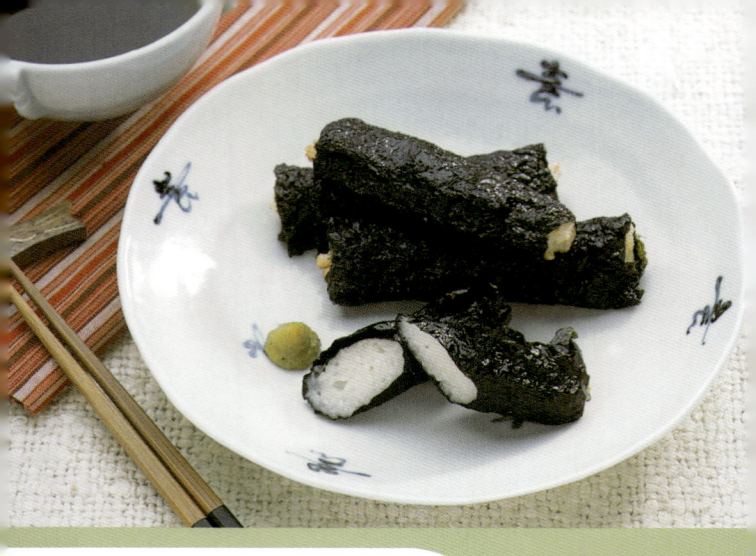

やまいもの磯辺揚げ

122 kcal

材料（1人分）

やまいも 40g　卵白 7g　小麦粉 3g　のり 1g
揚げ油適量　わさび 1g
a（だし汁 15ml　みりん 2g　しょうゆ 3g）

食塩 **0.5g**

作り方

① やまいもは、皮をむいてみじん切りにしておく。
② ボウルに(1)と卵白、小麦粉を加えてしっかり混ぜる。
③ のりは、7cm × 7cm くらいの四角に切っておく。
④ (3)で(2)を巻き、170℃の油で 1 〜 2 分揚げる。
⑤ **a** を混ぜたつゆとわさびを添えていただく。

きのこ類・海藻類のおかず

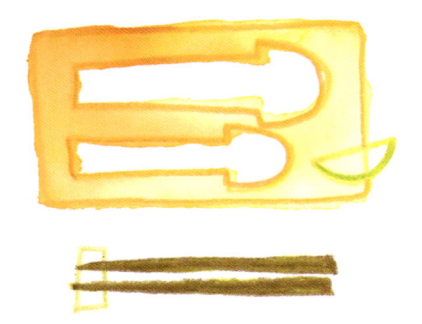

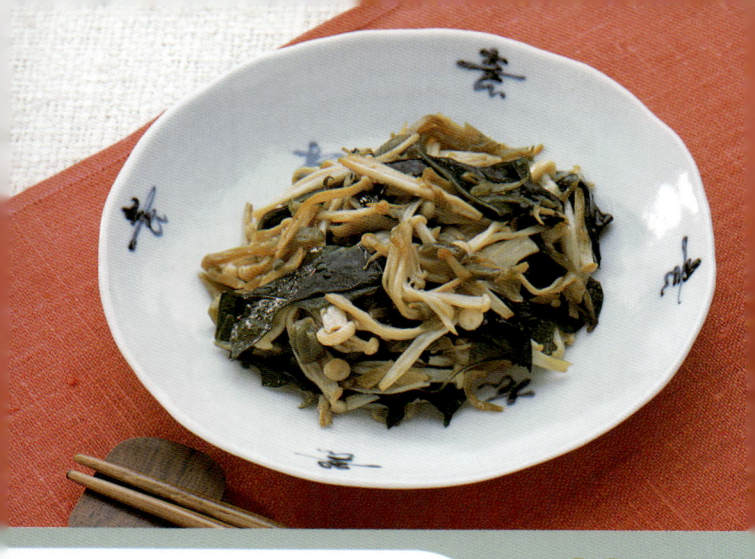

えのきとザーサイの炒り煮

33 kcal

材料（1人分）

えのきたけ 30g　ザーサイ 10g　ねぎ 10g
ごま油 2g　生わかめ 2g　みりん 1g

食塩 1.4g

作り方

① えのきたけは石づきを取り、長さ 3 〜 4cm に切っておく。
② ザーサイはせん切りにする。ねぎはみじん切りにしておく。
③ フライパンにごま油を熱し、ねぎ、えのきたけ、ザーサイを入れて軽く炒める。
④ わかめはさっと洗い、もどさないままで炒め合わせ、みりんを加える。

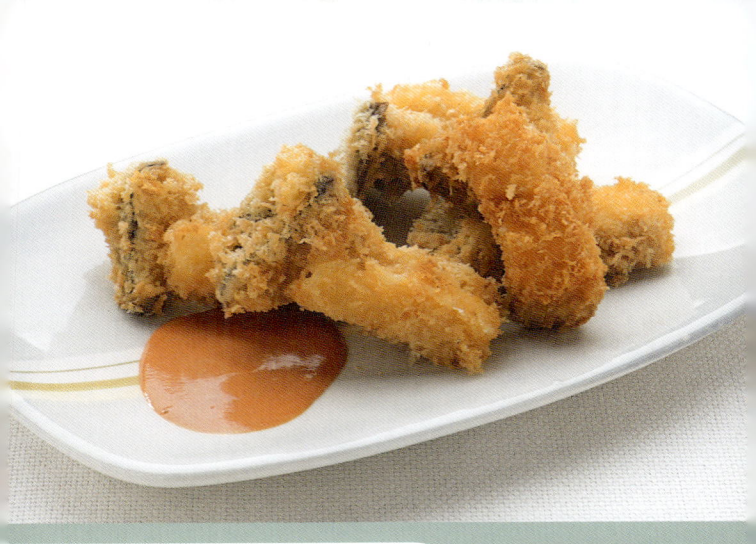

エリンギのフライ

179 kcal

材料(1人分)

エリンギ 30g　こしょう適量
プロセスチーズ 10g　パン粉 6g　揚げ油適量
a（マヨネーズ 5g　ケチャップ 5g）
b（たまご 5g　小麦粉 7g　水 3g）

食塩 **0.6g**

作り方

① エリンギは縦半分に切って、こしょうをふっておく。
② **a** を混ぜ合わせ、ソースをつくっておく。
③ チーズは、細長く切ったらエリンギの茎と沿わせて、**b** をつける。さらにパン粉をつけ、180℃の油で 1〜2 分揚げる。
④ (3)を皿に盛り、(2)のソースをつけていただく。

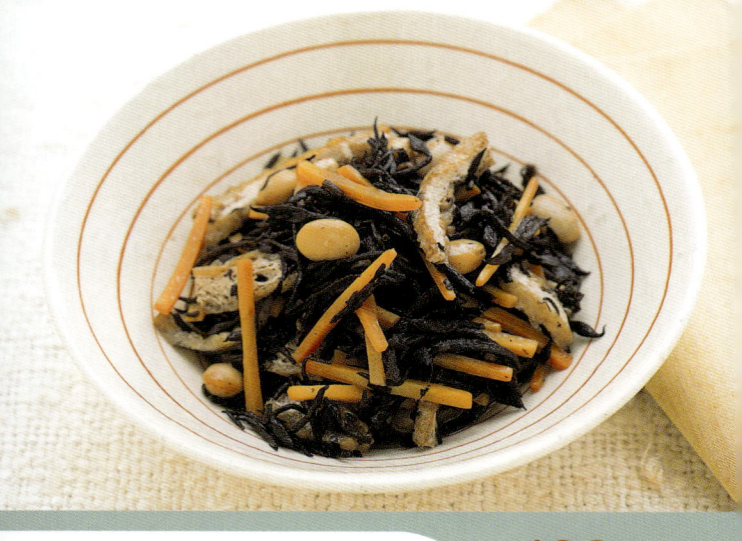

ひじきの炒り煮

100 kcal

材料（1人分）

だいず(乾燥) 3g　ひじき(乾燥) 7g　油揚げ 7g
にんじん 10g　油 3g　だし汁 50ml　酒 3g
しょうゆ 2.5g　砂糖 2g

食塩 **0.7** g

作り方

① だいずは、一晩水にひたした後、さし水をしながらやわらかくなるまでゆでる。
② ひじきは、たっぷりの水にひたしてもどし、水気をしっかりときっておく。
③ 油揚げは熱湯をかけて湯抜きしてから、短冊に切る。にんじんは皮をむいて細い短冊切りにし、下ゆでしておく。
④ 熱した油に（2）を入れ、全体に油が回ったらそのほかの具を加える。
⑤ だし汁を加え、酒、しょうゆ、砂糖を加え、よく味がなじむまで煮る。

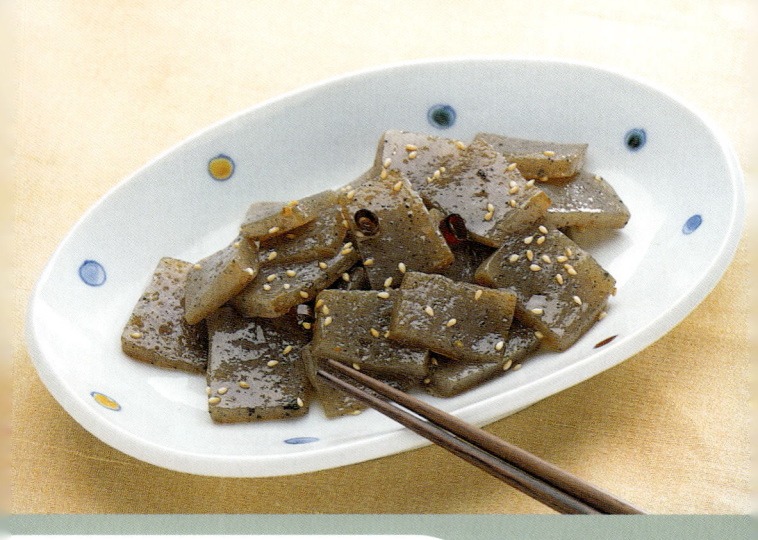

こんにゃくのピリ辛炒め

48 kcal

食塩 0.6g

材料（1人分）

こんにゃく 80g　ごま油 3g　とうがらし 1/5 本
だし汁 50ml　砂糖 2g　しょうゆ 2.5g
塩 0.2g　炒りごま（白）1g

作り方

① こんにゃくは、幅 3cm、厚さ 0.5cm くらいの色紙に切り、湯通しする。
② 鍋にごま油を熱し、小口切りにしたとうがらしを加えて辛味をつけ、(1)を入れる。
③ こんにゃく全体に油が回ったらだし汁を入れ、砂糖、しょうゆ、塩を加えて煮る。
④ 煮汁がなくなったら火を止め、仕上げにごまをまぶす。

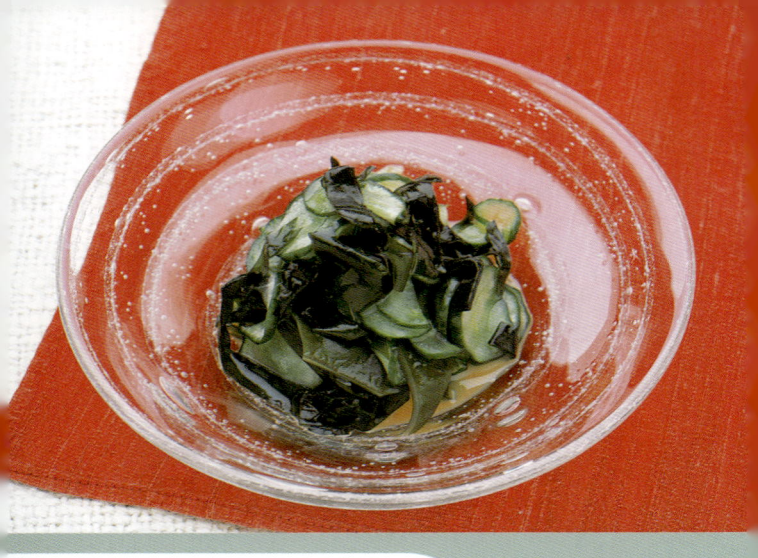

わかめときゅうりの黄身酢あえ

30 kcal

材料（1人分）

干しわかめ 3g　きゅうり 30g　だし汁 15ml
みりん 1g　塩 0.2g　卵黄 5g　酢 2g

食塩 **0.5**g

作り方

① わかめは、水でもどして、食べやすい大きさに切る。
② きゅうりは、小口切りにしておく。
③ だし汁、みりん、塩を加え、弱火で加熱する。
④ 火からおろして卵黄を手早く加え、荒熱がとれてから酢を加える。冷めてから、わかめときゅうりをあえる。

スープ・汁物

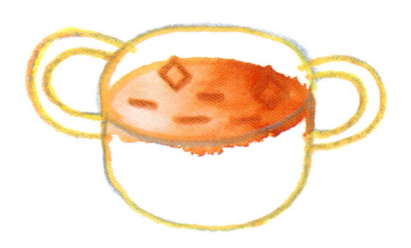

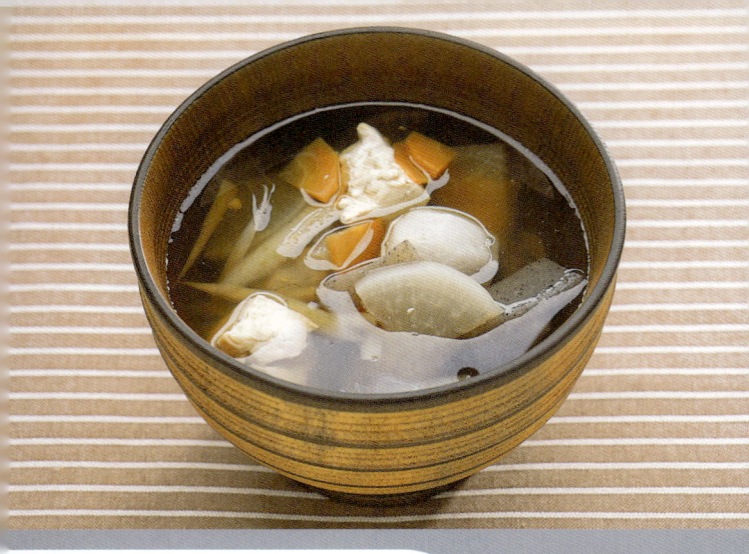

けんちん汁

117 *kcal*

材料（1人分）

だいこん 30g　にんじん 10g　ごぼう 10g
さといも 30g　こんにゃく 20g　豆腐 40g
ごま油 5g　だし汁 150ml　塩 0.6g
しょうゆ 2.5g

食塩 **1.3** *g*

作り方

① だいこん、にんじんは皮をむいていちょう切り、ごぼうは斜め薄切りにする。さといもは皮をむいて、厚さ 0.5cm の輪切り（大きいものはさらに半月やいちょう切りにする）、こんにゃくは厚さ 0.5cm、2cm 角の色紙切りにしておく。
② 豆腐は厚さ 1cm、3cm × 2cm 角の直方体に切る。
③ ごま油で、ごぼう、にんじん、こんにゃく、だいこん、さといもの順に加えて炒め、全体に火が通ったら、だし汁を加えて煮る。
④ 塩、しょうゆで味をととのえ、最後に豆腐を入れ、ひと煮立ちさせる。

まつたけの土瓶蒸し

28 kcal

材料（1人分）

まつたけ 20g　ぎんなん 10g　だし汁 150ml
塩 1.2g　うすくちしょうゆ 1g　酒 2ml
すだちのしぼり汁 8ml

食塩 **1.3**g

作り方

① まつたけは石づきの部分を削り、適当な大きさにさいておく。
② ぎんなんは鬼皮を取って熱湯でゆで、薄皮をむく。
③ 土瓶に(1)のまつたけとぎんなん、だし汁、塩、うすくちしょうゆ、酒を入れて火にかけ、煮立ったら火を止めて蒸らす。すだちのしぼり汁をかけていただく。

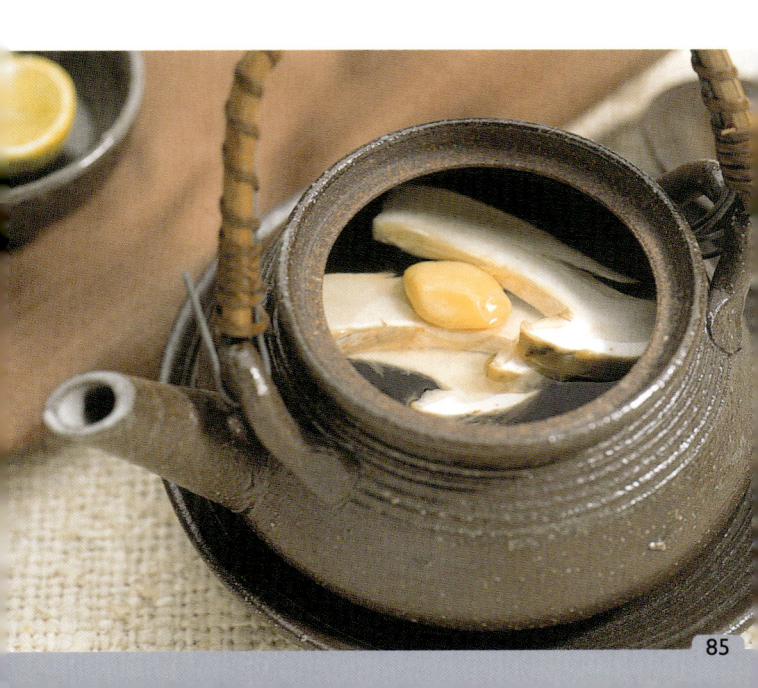

豚汁

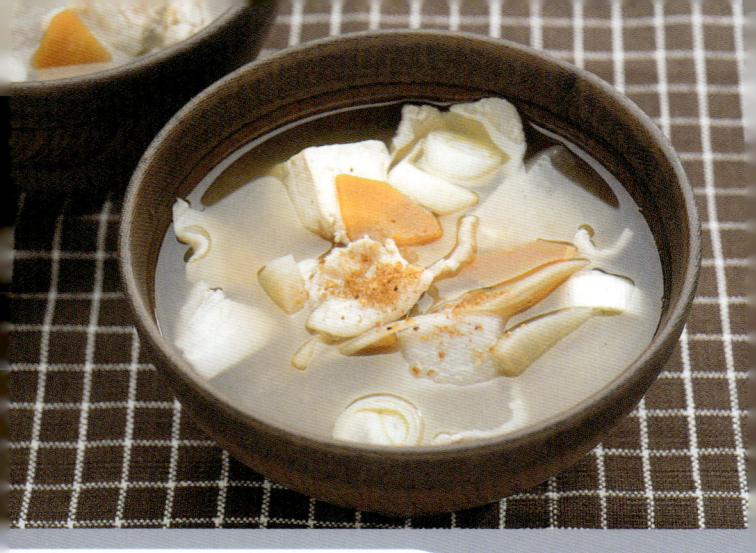

216 *kcal*

材料（1人分）

だいこん **30g**　にんじん **10g**　ごぼう **10g**
さといも **30g**　豚もも肉 **30g**　油 **5g**
だし汁 **150ml**　豆腐 **40g**　みそ **12g**
しょうゆ少々　ねぎ **20g**
とうがらし（一味でも七味でもよい）適量

食塩 **1.6** g

作り方

① だいこん、にんじんは皮をむいていちょう切り、ごぼうはささがき、さといもは皮をむいて厚さ 0.5cm 程度の輪切り（大きいものはさらに半月やいちょう切り）にする。
② 2cm 幅に切った豚肉を熱した油でさっと炒め、(1)を加えて炒める。
③ だし汁とひと口大に切った豆腐を加えて、アクを除きながら具がやわらかくなるまで火を入れる。煮えたら、みそを溶き入れ、香りづけにしょうゆを落とす。
④ ねぎは小口切りにし、器に盛った後に薬味として添える。好みでとうがらしを入れる。

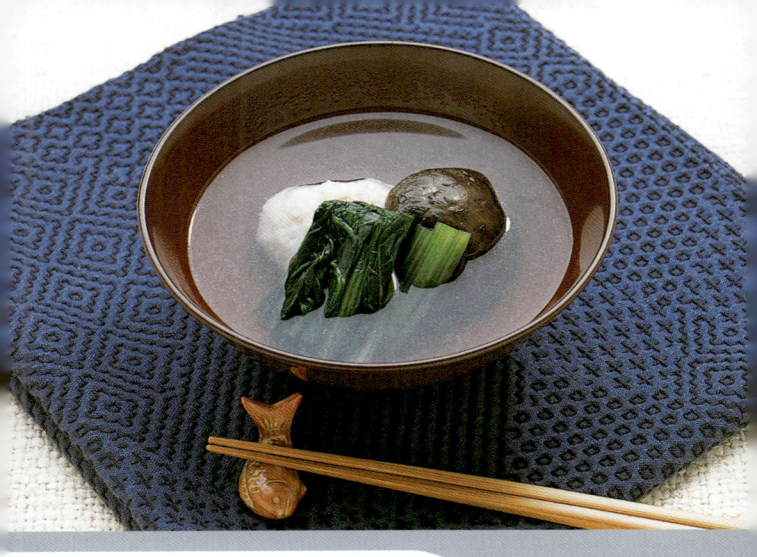

えびしんじょうの吸い物

71 kcal

食塩 1.3 g

材料（1人分）

えび 20g　きくらげ 0.5g　ぎんなん 5g
白身魚のすり身 10g　たまご 3g　だし汁 180ml
しいたけ 10g　こまつな 20g
a（しょうが汁 1g　塩 0.2g　みりん 2g　片栗粉 4g）
b（塩 0.6g　うすくちしょうゆ 2g）

作り方

① えびは殻をむいて背わたを除いてから、細かく切る。
② きくらげは水でもどして石づきを取り、細かく刻む。ぎんなんは鬼皮を取ってゆで、薄皮をむいておく。
③ (1)(2)と白身魚のすり身、たまご、**a** をすり鉢に入れ、すりこぎで混ぜ合わせる。
④ 鍋にだし汁と **b**、軸を取ったしいたけを入れて煮る。
⑤ こまつなはゆでて長さ 3cm に切っておく。
⑥ 熱湯に、(3)をスプーンで丸くすくって落とし、ゆでる。浮き上がってきたら引き上げる。
⑦ (6)を椀に盛って(4)を注ぎ、こまつなを添える。

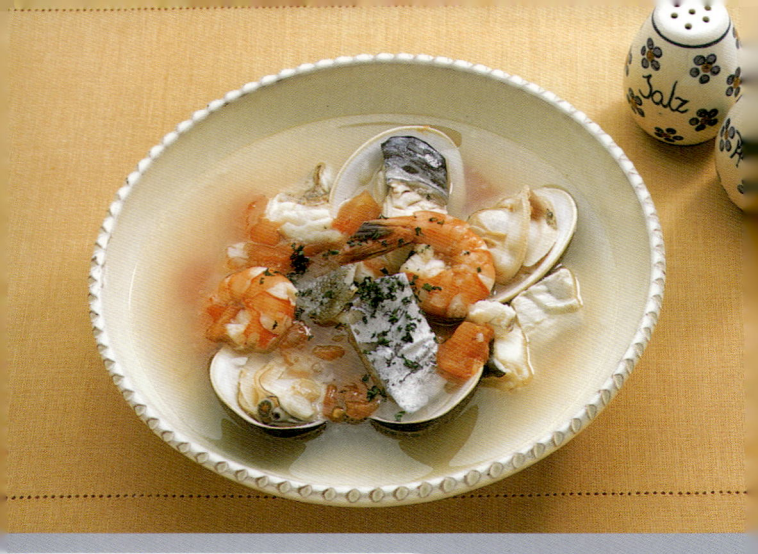

ブイヤベース

195 *kcal*

材料（1人分）

トマト **50**g　たまねぎ **25**g　はまぐり **25**g
たら **40**g　さわら **30**g　ひらめ **30**g　えび **15**g
こしょう少々　油 **4**g
クールブイヨン（魚のスープ）**300**ml
ローリエ **1** 枚　塩 **0.6**g　こしょう少々　パセリ **1**g

食塩 **1.3** g

作り方

① トマトは湯むきをして皮と種を除き、さいの目に切る。たまねぎはみじん切りにする。はまぐりは水で洗って、殻のよごれをとる。
② たら、さわら、ひらめはそれぞれ食べやすい大きさに切る。えびは尾を残して殻をむき、背わたを取っておく。魚とえびにこしょうをふる。
③ 厚手の鍋に油を熱し、たまねぎを弱火で炒め、その中にブイヨンを注ぎ、トマトとローリエの葉を加えてひと煮立ちさせ、はまぐり、魚、えびを入れて煮る。
④ 沸騰したら火を弱め、表面に浮くあくを取り除き、塩、こしょうで味をととのえる。
⑤ 器に盛り、仕上げに刻みパセリをふりかける。

トムヤンクン

97 *kcal*

材料（1人分）

えび 40g　白身魚（たら、さわらなど）40g
しょうが 2g　とうがらし 0.2g　ねぎ 2g
コリアンダー 2g　水 100ml　レモングラス 2g
ナンプラー 5g　塩 0.2g

食塩 **1.1** g

作り方

① えびは尾を残して殻をむき、背わたを取っておく。白身魚は、食べやすい大きさに切る。しょうがはたたいておく。
② とうがらしとねぎは縦の細切りにし、コリアンダーは細かく切っておく。
③ 鍋に水を入れて火にかける。沸とうしたらレモングラスとしょうがを入れ、6～7分煮る。
④ (3)の鍋に魚介類を入れる。煮立ったら、とうがらし、コリアンダー、ねぎを入れてナンプラーと塩で調味する。

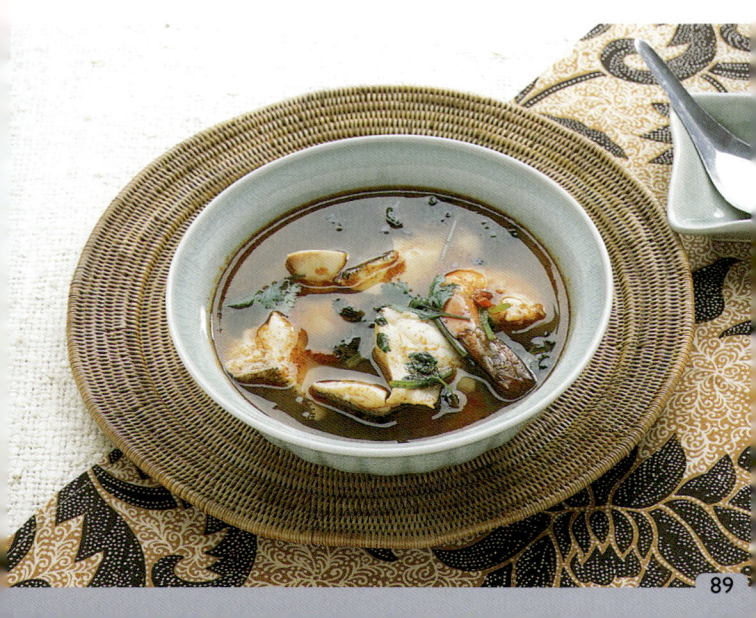

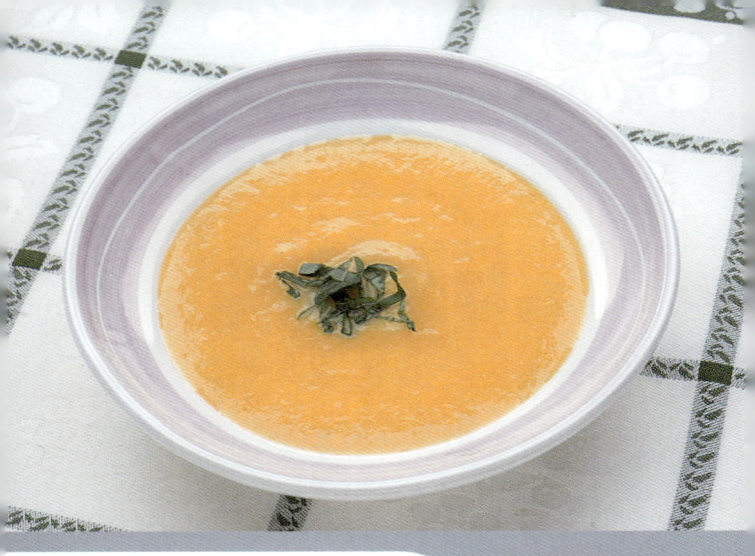

野菜のポタージュスープ

155 kcal

食塩 1.1 g

材料（1人分）

じゃがいも **40**g　にんじん **8**g　たまねぎ **20**g
セロリ **10**g　バター **5**g　にんにく **1**g
コンソメスープの素 **1.5**g　牛乳 **100**ml
タイム少々　バジル **1**g

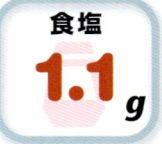

作り方

① じゃがいも、にんじん、たまねぎは皮をむいて乱切りにする。セロリも乱切りにしておく。
② 鍋にバターを入れ、みじん切りのにんにくと(1)を炒めたらコンソメスープの素とひたひたの水（分量外）を加える。火が通ってやわらかくなったら、ザルにあげて水をきる（煮汁は取っておく）。
③ (2)に牛乳と野菜の煮汁 50ml を加え、弱火で煮立たせないように注意しながら火を通す。タイムを入れて、ミキサーに1分くらいかける。
④ 冷やしてカップに注ぎ、刻んだバジルなどを散らす。

デザート

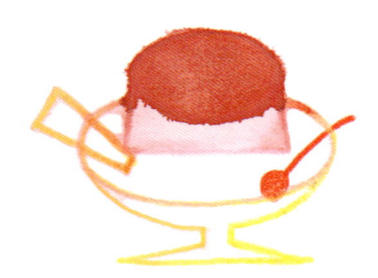

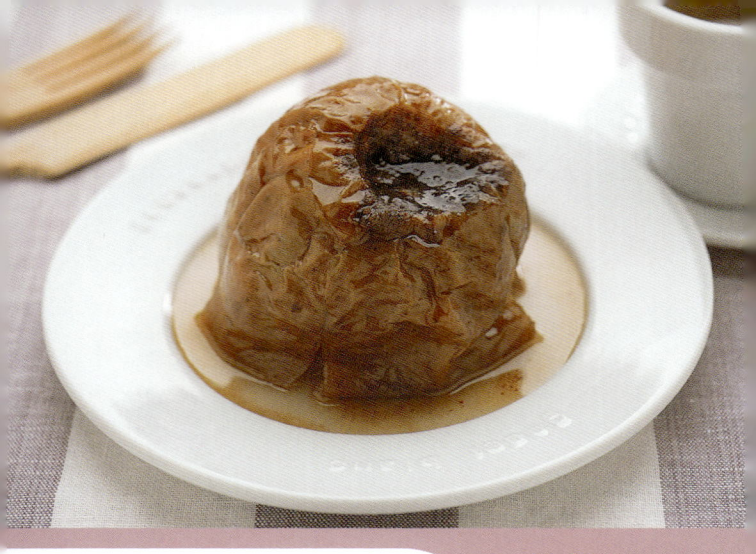

焼きりんご

221 *kcal*

材料(1人分)

りんご 200g　砂糖 10g　バター 10g
シナモン少々

食塩 **0.2**g

作り方

① りんごは皮をむかずに芯を抜き取る。底を少し残しておくとよい。
② 砂糖とバター、シナモンを合わせて、(1)のりんごの芯に詰める。
③ (2)をアルミホイルで包み、180℃のオーブンで30分くらい焼く。

洋なしのコンポート

242 kcal

食塩 0.1 g

材料(1人分)

洋なし 100g　赤ワイン 50ml
バニラエッセンス少々
a（コーンスターチ 6g　卵黄 10g
　　砂糖 15g　牛乳 50ml）

作り方

① 洋なしは縦半分に切って皮をむき、芯をくりぬく。
② (1)を蒸し器で15分蒸して、赤ワインに30分くらい漬ける。
③ **a** でカスタードクリームをつくり、最後にバニラエッセンスで香りづけする。
④ (2)を皿に盛り、(3)を上からかける。冷やすと一層おいしい。

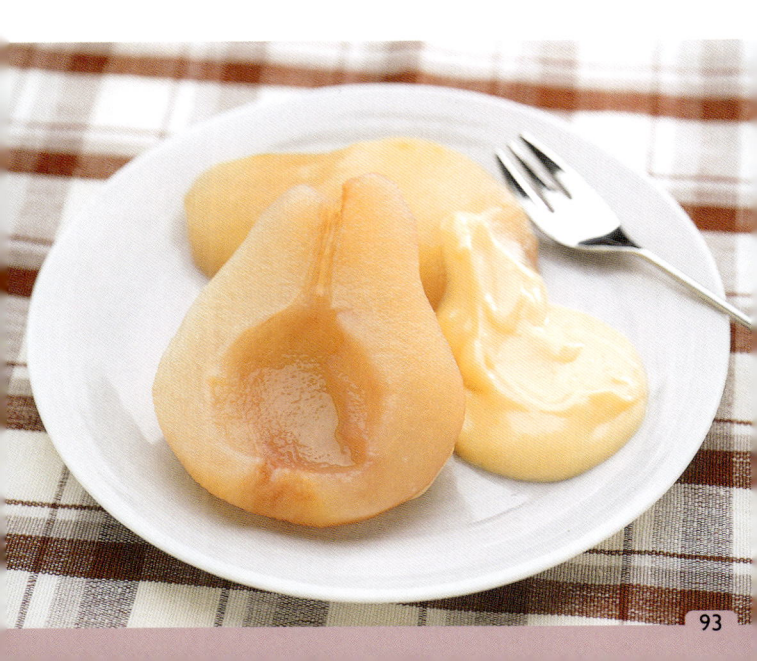

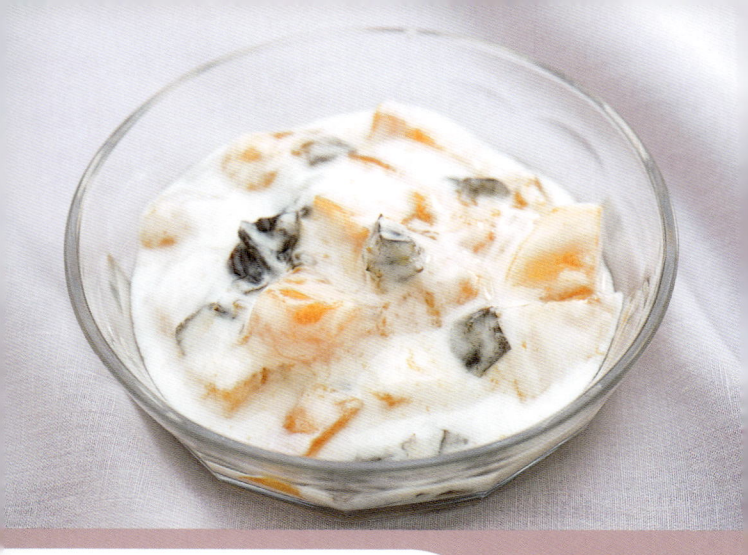

かきのヨーグルトサラダ

202 *kcal*

材料（1人分）

ドライプラム 30g　ラム酒 3ml　かき 100g
はちみつ 5g　プレーンヨーグルト 80g

食塩 **0.1**g

作り方

① ドライプラムは、ラム酒につけてもどす。
② かきは皮をむいて、食べやすい大きさに切る。
③ 器に(1)と(2)を盛り、はちみつを加えたプレーンヨーグルトをかける。

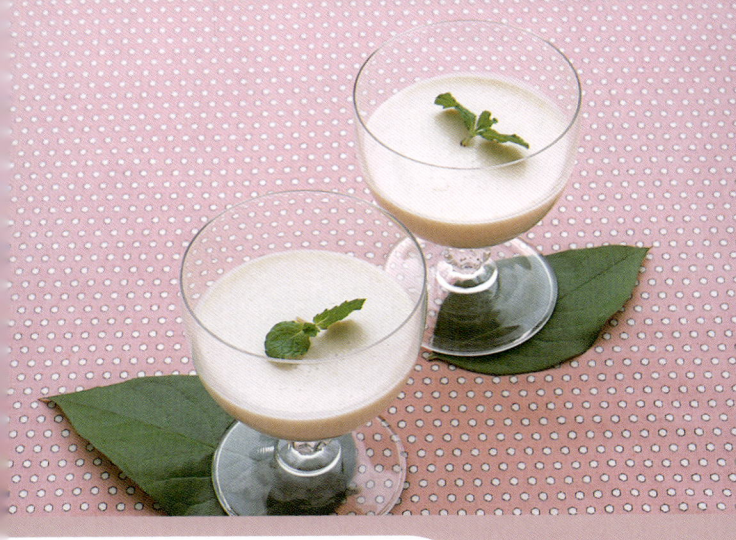

もものムース

115 kcal

材料(1人分)

もも 40g　粉ゼラチン 1g　牛乳 20g
生クリーム 10g　砂糖 5g
プレーンヨーグルト 20g　ミントの葉1枚
a（砂糖 2g　水 100ml　レモン汁 1g）

食塩 **0.0g**

作り方

① ももは皮をむいて、適当な大きさに切る。
② 鍋に(1)と **a** を入れて煮る。ももに透明感が出てきたら、鍋から取り出す。裏ごしをして冷やしておく。
③ ゼラチンは水（分量外）にひたしておく。
④ (3)に温めた牛乳（約50℃）を加えて、よく溶かす。
⑤ ボウルに生クリームを泡立てて、砂糖を加える。(2)とプレーンヨーグルトを少しずつ混ぜながら加えていく。
⑥ (5)をガラスの器などに流しこんで、冷やす。かたまったらミントの葉をあしらう。

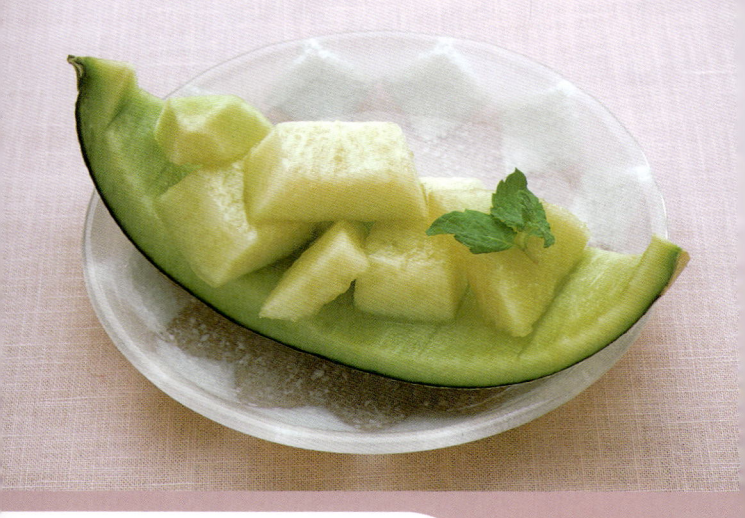

メロンフラッペ

97 kcal

材料(1人分)

メロン 100g　砂糖 5g　ラム酒 15g

食塩 0.0g

作り方

① メロンは、皮のまま果肉に切りこみを入れ、八等分くらいにする。皮と実の間に包丁を入れ、皮から実をはずして、食べやすい大きさに切る。
② 砂糖をラム酒によく溶かして混ぜ、(1)にかける。
③ ガラスなどの器にメロンの皮をのせ、その上に(2)を盛りつける。

付録・食品別栄養成分

表の見方

トマト

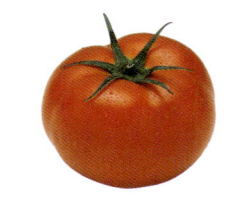

	100gあたり	中1個200g
エ	19kcal	37kcal
脂	0.1g	0.2g
コ	0mg	0mg
繊	1.0g	1.9g
塩	0.0g	0.0g

可食部100gあたりのエネルギー量、脂質、コレステロール、食物繊維、食塩相当量

目安量あたりのエネルギー量、脂質、コレステロール、食物繊維、食塩相当量

正味194g

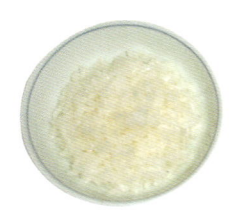

ごはん

100gあたり	茶碗1膳150g
エ 168kcal	エ 252kcal
脂 0.3g	脂 0.5g
コ 0mg	コ 0mg
繊 0.3g	繊 0.5g
塩 0.0g	塩 0.0g

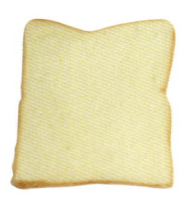

食パン

100gあたり	6枚切1枚60g
エ 264kcal	エ 158kcal
脂 4.4g	脂 2.6g
コ 0mg	コ 0mg
繊 2.3g	繊 1.4g
塩 1.3g	塩 0.8g

うどん(ゆで)

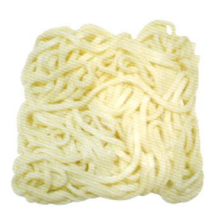

100gあたり	1玉250g
エ 105kcal	エ 263kcal
脂 0.4g	脂 1.0g
コ 0mg	コ 0mg
繊 0.8g	繊 2.0g
塩 0.3g	塩 0.8g

中華めん(生)

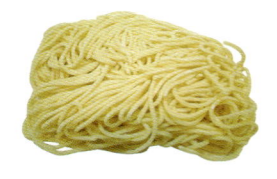

100gあたり	1玉120g
エ 281kcal	エ 337kcal
脂 1.2g	脂 1.4g
コ 0mg	コ 0mg
繊 2.1g	繊 2.5g
塩 1.0g	塩 1.2g

そうめん（乾）

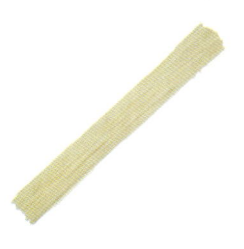

100gあたり		1食分80g	
エ	356kcal	エ	285kcal
脂	1.1g	脂	0.9g
コ	0mg	コ	0mg
繊	2.5g	繊	2.0g
塩	※3.8g	塩	3.0g

※ゆでた後は0.2g

そば（乾）

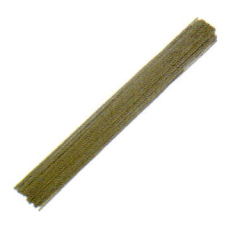

100gあたり		1食分100g	
エ	344kcal	エ	344kcal
脂	2.3g	脂	2.3g
コ	0mg	コ	0mg
繊	3.7g	繊	3.7g
塩	2.2g	塩	2.2g

スパゲティ（乾）

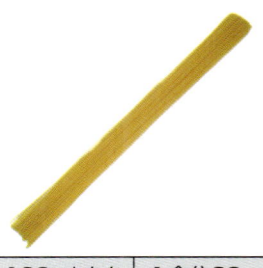

100gあたり		1食分80g	
エ	378kcal	エ	302kcal
脂	2.2g	脂	1.8g
コ	0mg	コ	0mg
繊	2.7g	繊	2.2g
塩	0.0g	塩	0.0g

あじ

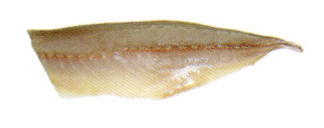

100gあたり		中1尾180g	
エ	121kcal	エ	98kcal
脂	3.5g	脂	2.8g
コ	77mg	コ	62mg
繊	0.0g	繊	0.0g
塩	0.3g	塩	0.2g

正味81g

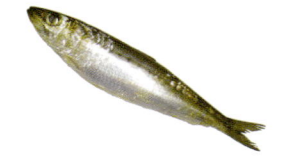

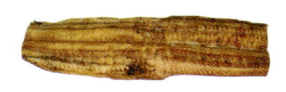

いわし

100gあたり		中1尾100g	
エ	217kcal	エ	109kcal
脂	13.9g	脂	7.0g
コ	65mg	コ	33mg
繊	0.0g	繊	0.0g
塩	0.3g	塩	0.2g

正味50g

うなぎ(蒲焼き)

100gあたり		1串100g	
エ	293kcal	エ	293kcal
脂	21.0g	脂	21.0g
コ	230mg	コ	230mg
繊	0.0g	繊	0.0g
塩	1.3g	塩	1.3g

かつお(春)

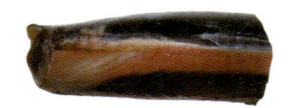

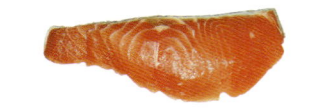

100gあたり		1節300g	
エ	114kcal	エ	342kcal
脂	0.5g	脂	1.5g
コ	60mg	コ	180mg
繊	0.0g	繊	0.0g
塩	0.1g	塩	0.3g

さけ

100gあたり		1切120g	
エ	138kcal	エ	166kcal
脂	4.5g	脂	5.4g
コ	51mg	コ	61mg
繊	0.0g	繊	0.0g
塩	0.1g	塩	0.1g

さば

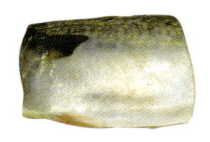

100gあたり		1切100g	
エ	202kcal	エ	202kcal
脂	12.1g	脂	12.1g
コ	64mg	コ	64mg
繊	0.0g	繊	0.0g
塩	0.4g	塩	0.4g

さんま

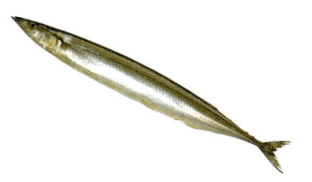

100gあたり		中1尾150g	
エ	310kcal	エ	326kcal
脂	24.6g	脂	25.8g
コ	66mg	コ	69mg
繊	0.0g	繊	0.0g
塩	0.3g	塩	0.3g

正味105g

ししゃも

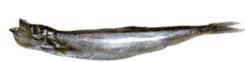

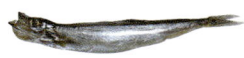

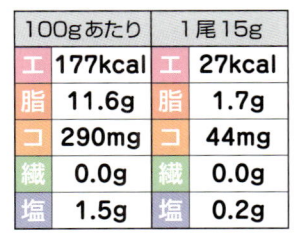

100gあたり		1尾15g	
エ	177kcal	エ	27kcal
脂	11.6g	脂	1.7g
コ	290mg	コ	44mg
繊	0.0g	繊	0.0g
塩	1.5g	塩	0.2g

たい

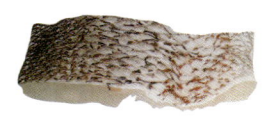

100gあたり		1切100g	
エ	194kcal	エ	194kcal
脂	10.8g	脂	10.8g
コ	72mg	コ	72mg
繊	0.0g	繊	0.0g
塩	0.1g	塩	0.1g

たら

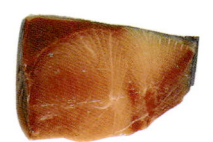

100gあたり	1切100g
エ 77kcal	エ 77kcal
脂 0.2g	脂 0.2g
コ 58mg	コ 58mg
繊 0.0g	繊 0.0g
塩 0.3g	塩 0.3g

ぶり

100gあたり	1切90g
エ 257kcal	エ 231kcal
脂 17.6g	脂 15.8g
コ 72mg	コ 65mg
繊 0.0g	繊 0.0g
塩 0.1g	塩 0.1g

まぐろ(赤身)

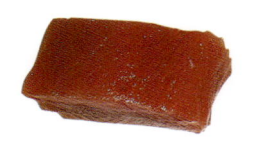

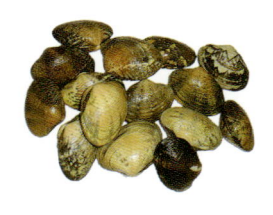

100gあたり	1食分80g
エ 125kcal	エ 100kcal
脂 1.4g	脂 1.1g
コ 50mg	コ 40mg
繊 0.0g	繊 0.0g
塩 0.1g	塩 0.1g

あさり

100gあたり	1食分80g
エ 30kcal	エ 10kcal
脂 0.3g	脂 0.1g
コ 40mg	コ 13mg
繊 0.0g	繊 0.0g
塩 2.2g	塩 0.7g

正味32g

かき

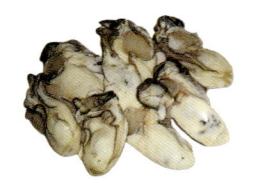

100gあたり		1食分50g	
エ	60kcal	エ	30kcal
脂	1.4g	脂	0.7g
コ	51mg	コ	26mg
繊	0.0g	繊	0.0g
塩	1.3g	塩	0.7g

えび

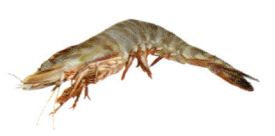

100gあたり		中1尾40g	
エ	97kcal	エ	17kcal
脂	0.6g	脂	0.1g
コ	170mg	コ	31mg
繊	0.0g	繊	0.0g
塩	0.4g	塩	0.1g

正味18g

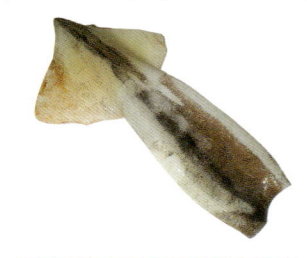

いか

100gあたり		1ぱい300g	
エ	88kcal	エ	198kcal
脂	1.2g	脂	2.7g
コ	270mg	コ	608mg
繊	0.0g	繊	0.0g
塩	0.8g	塩	1.8g

正味225g

たこ(ゆで)

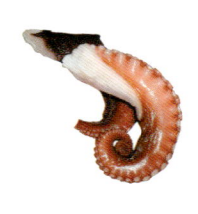

100gあたり		足1本150g	
エ	99kcal	エ	149kcal
脂	0.7g	脂	1.1g
コ	150mg	コ	225mg
繊	0.0g	繊	0.0g
塩	0.6g	塩	0.9g

和牛肩ロース（脂身つき）

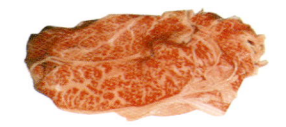

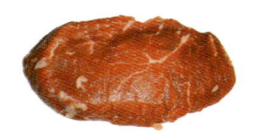

100gあたり		薄切り1枚30g	
エ	411kcal	エ	123kcal
脂	37.4g	脂	11.2g
コ	89mg	コ	27mg
繊	0.0g	繊	0.0g
塩	0.1g	塩	0.0g

和牛ヒレ

100gあたり		厚切り1枚100g	
エ	223kcal	エ	223kcal
脂	15.0g	脂	15.0g
コ	66mg	コ	66mg
繊	0.0g	繊	0.0g
塩	0.1g	塩	0.1g

和牛バラ

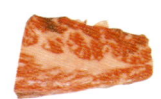

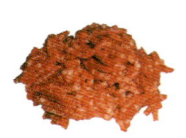

100gあたり		薄切り1枚30g	
エ	517kcal	エ	155kcal
脂	50.0g	脂	15.0g
コ	98mg	コ	29mg
繊	0.0g	繊	0.0g
塩	0.1g	塩	0.0g

牛ひき肉

100gあたり		1食分80g	
エ	224kcal	エ	179kcal
脂	15.1g	脂	12.1g
コ	67mg	コ	54mg
繊	0.0g	繊	0.0g
塩	0.1g	塩	0.1g

豚ロース（脂身つき）

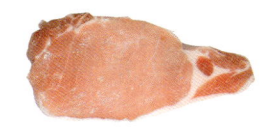

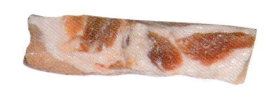

100gあたり		薄切り1枚30g	
エ	263kcal	エ	79kcal
脂	19.2g	脂	5.8g
コ	61mg	コ	18mg
繊	0.0g	繊	0.0g
塩	0.1g	塩	0.0g

豚バラ

100gあたり		薄切り1枚30g	
エ	386kcal	エ	116kcal
脂	34.6g	脂	10.4g
コ	70mg	コ	21mg
繊	0.0g	繊	0.0g
塩	0.1g	塩	0.0g

豚ひき肉

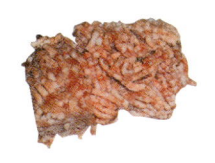

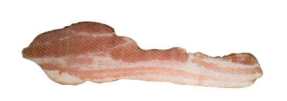

100gあたり		1食分80g	
エ	221kcal	エ	177kcal
脂	15.1g	脂	12.1g
コ	76mg	コ	61mg
繊	0.0g	繊	0.0g
塩	0.1g	塩	0.1g

ベーコン

100gあたり		1枚20g	
エ	405kcal	エ	81kcal
脂	39.1g	脂	7.8g
コ	50mg	コ	10mg
繊	0.0g	繊	0.0g
塩	2.0g	塩	0.4g

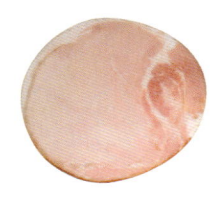

ハム

100gあたり	1枚20g
エ 196kcal	エ 39kcal
脂 13.9g	脂 2.8g
コ 40mg	コ 8mg
繊 0.0g	繊 0.0g
塩 2.5g	塩 0.5g

ソーセージ

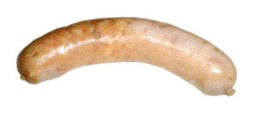

100gあたり	1本15g
エ 321kcal	エ 48kcal
脂 28.5g	脂 4.3g
コ 57mg	コ 9mg
繊 0.0g	繊 0.0g
塩 1.9g	塩 0.3g

鶏もも（皮つき）

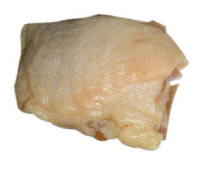

100gあたり	1枚250g
エ 200kcal	エ 500kcal
脂 14.0g	脂 35.0g
コ 98mg	コ 245mg
繊 0.0g	繊 0.0g
塩 0.1g	塩 0.3g

ささ身

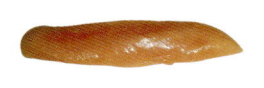

100gあたり	1枚50g
エ 105kcal	エ 50kcal
脂 0.8g	脂 0.4g
コ 67mg	コ 32mg
繊 0.0g	繊 0.0g
塩 0.1g	塩 0.0g

正味48g

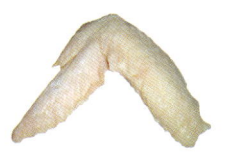

手羽先

100gあたり		1本35g	
エ	211kcal	エ	40kcal
脂	14.6g	脂	2.8g
コ	120mg	コ	23mg
繊	0.0g	繊	0.0g
塩	0.2g	塩	0.0g

正味19g

鶏ひき肉

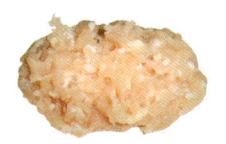

100gあたり		1食分80g	
エ	166kcal	エ	133kcal
脂	8.3g	脂	6.6g
コ	75mg	コ	60mg
繊	0.0g	繊	0.0g
塩	0.2g	塩	0.2g

卵

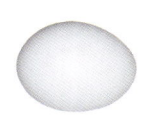

100gあたり		1個60g	
エ	151kcal	エ	77kcal
脂	10.3g	脂	5.3g
コ	420mg	コ	214mg
繊	0.0g	繊	0.0g
塩	0.4g	塩	0.2g

正味51g

豆腐(木綿)

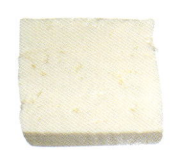

100gあたり		1丁300g	
エ	72kcal	エ	216kcal
脂	4.2g	脂	12.6g
コ	0mg	コ	0mg
繊	0.4g	繊	1.2g
塩	0.0g	塩	0.0g

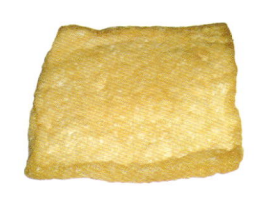

油揚げ

100gあたり		1枚25g	
エ	386kcal	エ	97kcal
脂	33.1g	脂	8.3g
コ	微量	コ	微量
繊	1.1g	繊	0.3g
塩	0.0g	塩	0.0g

キャベツ

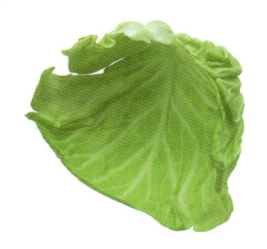

100gあたり		中1枚60g	
エ	23kcal	エ	12kcal
脂	0.2g	脂	0.1g
コ	0mg	コ	0mg
繊	1.8g	繊	1.0g
塩	0.0g	塩	0.0g

正味54g

きゅうり

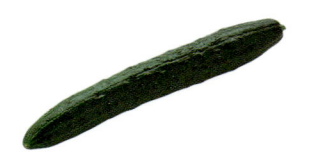

100gあたり		1本100g	
エ	14kcal	エ	14kcal
脂	0.1g	脂	0.1g
コ	0mg	コ	0mg
繊	1.1g	繊	1.1g
塩	0.0g	塩	0.0g

正味98g

たまねぎ

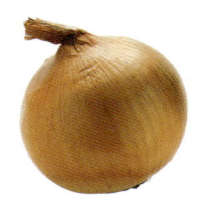

100gあたり		中1個200g	
エ	37kcal	エ	70kcal
脂	0.1g	脂	0.2g
コ	1mg	コ	2mg
繊	1.6g	繊	3.0g
塩	0.0g	塩	0.0g

正味188g

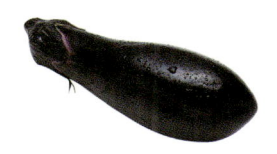

なす

100gあたり		1個70g	
エ	22kcal	エ	14kcal
脂	0.1g	脂	0.1g
コ	1mg	コ	1mg
繊	2.2g	繊	1.4g
塩	0.0g	塩	0.0g

正味63g

小松菜

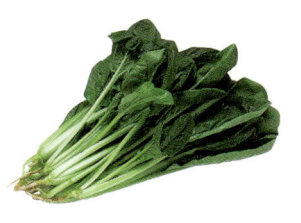

100gあたり		1束300g	
エ	14kcal	エ	36kcal
脂	0.2g	脂	0.5g
コ	0mg	コ	0mg
繊	1.9g	繊	4.8g
塩	0.0g	塩	0.0g

正味255g

にんじん

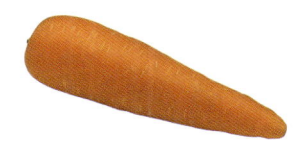

100gあたり		中1本200g	
エ	37kcal	エ	72kcal
脂	0.1g	脂	0.2g
コ	0mg	コ	0mg
繊	2.7g	繊	5.2g
塩	0.1g	塩	0.2g

正味194g

ピーマン

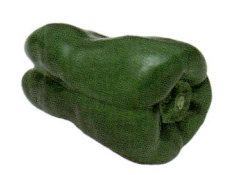

100gあたり		中1個40g	
エ	22kcal	エ	7kcal
脂	0.2g	脂	0.1g
コ	0mg	コ	0mg
繊	2.3g	繊	0.8g
塩	0.0g	塩	0.0g

正味34g

ブロッコリー

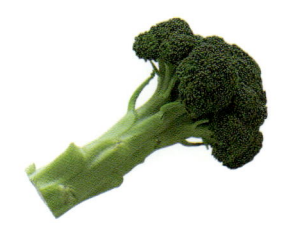

100gあたり	1株200g
エ 33kcal	エ 33kcal
脂 0.5g	脂 0.5g
コ 0mg	コ 0mg
繊 4.4g	繊 4.4g
塩 0.1g	塩 0.1g

正味100g

トマト

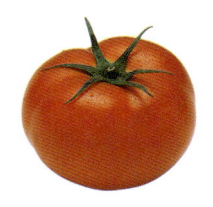

100gあたり	中1個200g
エ 19kcal	エ 37kcal
脂 0.1g	脂 0.2g
コ 0mg	コ 0mg
繊 1.0g	繊 1.9g
塩 0.0g	塩 0.0g

正味194g

かぼちゃ（西洋）

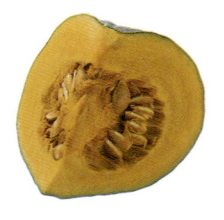

100gあたり	1食120g
エ 91kcal	エ 98kcal
脂 0.3g	脂 0.3g
コ 0mg	コ 0mg
繊 3.5g	繊 3.8g
塩 0.0g	塩 0.0g

正味108g

じゃがいも

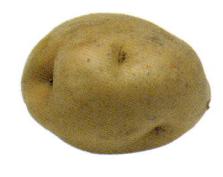

100gあたり	中1個150g
エ 76kcal	エ 103kcal
脂 0.1g	脂 0.1g
コ 0mg	コ 0mg
繊 1.3g	繊 1.8g
塩 0.0g	塩 0.0g

正味135g

しいたけ

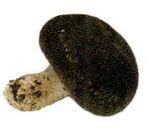

100gあたり		1個15g	
エ	18kcal	エ	2kcal
脂	0.4g	脂	微量
コ	0mg	コ	0mg
繊	3.5g	繊	0.4g
塩	0.0g	塩	0.0g

正味11g

えのきたけ

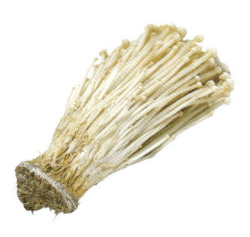

100gあたり		1袋100g	
エ	22kcal	エ	19kcal
脂	0.2g	脂	0.2g
コ	0mg	コ	0mg
繊	3.9g	繊	3.3g
塩	0.0g	塩	0.0g

正味85g

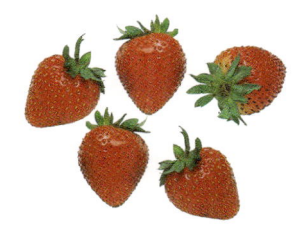

いちご

100gあたり		5粒80g	
エ	34kcal	エ	27kcal
脂	0.1g	脂	0.1g
コ	0mg	コ	0mg
繊	1.4g	繊	1.1g
塩	0.0g	塩	0.0g

正味78g

りんご

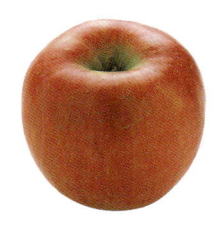

100gあたり		1個300g	
エ	54kcal	エ	138kcal
脂	0.1g	脂	0.3g
コ	0mg	コ	0mg
繊	1.5g	繊	3.8g
塩	0.0g	塩	0.0g

正味255g

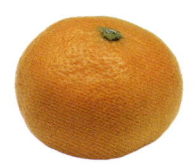

みかん

100gあたり		1個100g	
エ	46kcal	エ	37kcal
脂	0.1g	脂	0.1g
コ	0mg	コ	0mg
繊	1.0g	繊	0.8g
塩	0.0g	塩	0.0g

正味80g

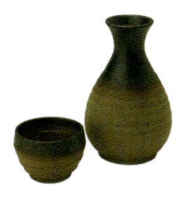

バナナ

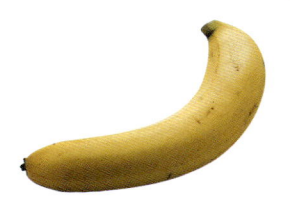

100gあたり		1本150g	
エ	86kcal	エ	77kcal
脂	0.2g	脂	0.2g
コ	0mg	コ	0mg
繊	1.1g	繊	1.0g
塩	0.0g	塩	0.0g

正味90g

ビール（淡色）

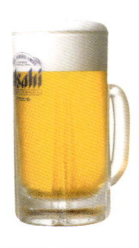

100gあたり		レギュラー1缶353g	
エ	40kcal	エ	141kcal
脂	微量	脂	微量
コ	0mg	コ	0mg
繊	0.0g	繊	0.0g
塩	0.0g	塩	0.0g

写真提供●鮒忠

清酒（純米酒）

100gあたり		1合180g	
エ	103kcal	エ	185kcal
脂	微量	脂	微量
コ	0mg	コ	0mg
繊	0.0g	繊	0.0g
塩	0.0g	塩	0.0g

高血圧を予防する生活とは…?

　高血圧の予防、治療法として大きな効果があるといわれているのが食事療法・運動療法です。これらの治療法はすぐにはじめられて、大きな効果も期待できる治療法です。しかも、副作用がありません。食事療法と運動療法を合わせて行うと効果的です。もちろん個人差はありますが、これらをきちんと実行すれば、確実に血圧は下がります。

高血圧にならないための食事

　食事によって血圧をコントロールするのは、非常に重要なことです。降圧剤を飲んでいる人でも、食事療法をきちんと行っていないと、効果は半減してしまいます。近年、日本人の食生活が欧米化、多様化するにつれて、エネルギーのとり過ぎや運動不足による肥満や糖尿病、高血圧、高脂血症などの患者が増えています。これらの病気の予防には、バランスのよい食事と規則正しい食生活を送ることが必要不可欠なのです。

食塩をひかえる

　高血圧の人が食事でもっとも注意しなければいけないのは、食塩のとり過ぎです。日本人の高血圧の原因として、食塩のとり過ぎがもっとも大きい割合を占めているといわれています。食塩に含まれるナトリウムには、血圧を上昇させる作用があります。例えば、食塩摂取が極端に少ないイヌイットの人々には、高血圧の人はほとんどみられないそうです。やはり、血圧と食

塩には密接な関係があるといえます。高血圧を予防するには、まず食塩をひかえることが第一です。日本人の平均食塩摂取量は1日約11ｇで全体的にやや多く、40歳以上では12ｇとさらに多い傾向にあります。1日男性で10ｇ以下、女性では8ｇ以下に抑えるよう心がけ、病気治療中であれば6ｇ未満に抑えたいものです。

食塩は意外なものに多く含まれています。例えば、食パン1枚で約1ｇ、ラーメン1杯に5〜6ｇの食塩が含まれています。また、コンビニエンスストアの弁当やファーストフードなどは、比較的多くの食塩を含んでいます。外食をとる機会の多い人は、とくに気をつけましょう。ただし、体質によって同じ量の食塩を摂取しても、血圧が上昇しやすい人とそうでない人がいます。気になる場合には、医師に調べてもらいましょう。

■エネルギー摂取量と栄養素■

現代人は運動不足である一方、摂取するエネルギー量の多い人が増えています。摂取するエネルギー量が消費するエネルギー量を上回ると、過剰なエネルギーは体内に蓄積され、肥満になります。肥満の人は、そうでない人に比べて高血圧になる確率が高いといわれています。高血圧予防の意味からも、標準体重に近づける努力をしましょう。そのためには、1日の摂取エネルギーを200〜300kcal減らすか、適正なエネルギー摂取に抑えることが必要です。おやつ、甘味料や油の多い料理を中心に減らして、全体のエネルギーを減らしていきます。

もちろん、ただ量を減らすのではなく栄養バランスをきちんと考えて、バランスのよい食事を心がけることが大切です。そ

のためには、良質のたんぱく質を摂取して、動物性脂肪を少なくしましょう。ちなみに、1日に摂取するエネルギーに占める栄養素別の割合は、糖質が60％、たんぱく質が15〜20％、脂質20〜25％が理想的といわれています。

■適正なエネルギー量と体重■

・標準体重の算定方法（成人の場合）

> 標準体重＝身長（m）×身長（m）×22
> （例）身長170cmの場合の標準体重
> 　　　1.7 × 1.7 × 22 ≒ 64kg

・肥満度の判定方法

> 肥満率（％）＝（現在の体重ー標準体重）÷標準体重×100
> ※±10％以内なら正常です。

・1日に摂取するエネルギー量の出し方

体重1kgあたりの適正な摂取エネルギー量は、約30kcalといわれています。ただし、その人の1日の活動によって大きく違ってきます。軽労働だと25〜30/kcal、普通の労働30〜35/kcal、重労働35〜40/kcalが目安となります。

> 適正エネルギー量（kcal）＝標準体重（kg）×身体活動に見合ったエネルギー量
> （例）身長170cm 普通の労働の人の適正エネルギー量は？
> 　　　64 × 30 ＝ 1920kcal

> **ポイント**
> ・食塩のとり過ぎに注意する
> ・1日に必要なエネルギー量を守り、適正体重を維持する
> ・バランスのよい食事を心がける

■し好品に関する注意■

1. アルコール

　アルコールは、俗に「酒は百薬の長」ともいわれているように、むしろ適度の飲酒は体によいとされています。食前酒には胃液の分泌を促進し、食欲増進の効果があります。また、適量のアルコール摂取は、動脈硬化の予防にもなるといわれています。適量は日本酒換算で1合、ビールなら大瓶1本、焼酎で0.5合、ウィスキーならダブルで1杯といったところです。

　しかし、適量以上に飲めば、高血圧の大きな原因になります。日本酒に換算して毎日3合以上飲んでいる人は、飲まない人よりも2～3倍高血圧が多いという統計もあります。くれぐれも飲み過ぎに注意しましょう。また、いっしょに食べる「酒の肴」＝おつまみにも注意しましょう。一般に、酒の肴とされる塩辛や魚の薫製、さきいかなどの乾き物、チーズなどは食塩を多く含む物が多いのです。食べるつまみの種類や食塩に十分気をつけましょう。

2. コーヒー、紅茶

　コーヒーや紅茶、緑茶などカフェインを含んだ飲み物は、度を超さなければとくに高血圧に影響しません。ただし飲み過ぎると、カフェインのせいで興奮して眠れなくなり、それが原因で血圧が上昇することもあります。また、砂糖やミルクをたくさん入れる人は、エネルギーオーバーの原因になるので注意しましょう。

3. スナック菓子、ジュース

　ジュースやコーラなどの清涼飲料類の多くは、かなりの糖分を含んでいます。また、ポテトチップスなどのスナック菓子は食塩を多く含んでいるうえに、油で揚げているため、量は少なくてもかなりのエネルギーがあります。間食が多く、これらを好んで飲んだり食べたりする人は要注意。肥満の原因にもなり、中性脂肪の増加によって動脈硬化を早めることになります。

4. 喫煙

　喫煙が慢性的な高血圧の原因になるということはありませんが、たばこを吸うと一時的に血圧が上昇し、脈拍も増えます。また、たばこを吸うと動脈硬化が進みやすくなるといわれています。高血圧の人は、できれば禁煙するのが望ましいでしょう。

ポイント

- 適量のお酒は可だが、飲み過ぎとおつまみに注意
- し好品の飲み過ぎ、食べ過ぎに注意
- できれば禁煙

■食事のとり方■

　平成12年「国民栄養調査」によれば、「栄養や食事について考えない者」は若年者で4～5割、中高年でも1～3割となっています。最近は朝食を抜いたり、食事時間が不規則になってしまう人が増えていますが、基本は1日3食、なるべく決まった時間にとることが大切です。現代人は夕食の時間が遅くなりがちですが、夜9時以降にならないよう心がけましょう。

　外食やコンビニエンスストアなどの弁当を利用する場合、これらの食品は食塩が多かったり、エネルギーが高いものが多いので注意しましょう。国民栄養調査の結果では、「ほとんど毎日1回以上外食（市販の弁当などの利用も含む）する者」の割合は、男性では20～59歳で高く、3割前後。女性では20歳代で高く2割強。男女とも、外食が多いほど野菜の摂取が少ないという結果が出ています。できるだけ野菜料理を選んで食べるようにしましょう。また、偏食や食べ過ぎも禁物です。腹八分目にして、ゆっくりよくかんで食べるようにしましょう。

●生活習慣病予防のための食生活●※

1 いろいろ食べて生活習慣病予防
   - 主食、主菜、副菜もそろえ、目標は1日30食品
   - いろいろ食べても、食べ過ぎないように
2 日常生活は食事と運動のバランスで
   - 食事はいつも腹八分目
   - 運動十分で食事を楽しもう
3 減塩で高血圧と胃がん予防
   - 塩辛い食品を避け、食塩摂取は1日10g以下
   - 調理の工夫で、無理なく減塩
4 脂肪を減らして心臓病予防
   - 脂肪とコレステロール摂取をひかえめに
   - 動物性脂肪、植物油、魚油をバランスよく
5 生野菜、緑黄色野菜でがん予防
   - 生野菜、緑黄色野菜を毎日の食卓に
6 食物繊維で便秘・大腸がんを予防
   - 野菜、海藻をたっぷりと
7 カルシウムを十分とって丈夫な骨づくり
   - 骨粗鬆症の予防は青壮年期から
   - カルシウムに富む牛乳、小魚、海藻を
8 甘い物はほどほどに
   - 糖分をひかえて肥満を予防
9 禁煙、節酒で健康長寿
   - 禁煙は百益あっても一害なし
   - 百薬の長アルコールも飲み方次第

※平成2年「成人病予防のための食生活指針」(厚生省)より

■高血圧と運動療法■

　さまざまな運動のなかでも、高血圧の予防や治療には、体内に大量の酸素を取り入れながら行う、いわゆる有酸素運動が有効です。有酸素運動としては水泳やウォーキング、ジョギング、サイクリングなどがあげられます。特別にスポーツジムなどに通わなくても、ウォーキングやサイクリングなど、毎日の生活のなかで有酸素運動を行うことができます。また、自分の体調に応じて、無理のない運動を心がけましょう。治療として運動療法を行う場合は、かかりつけの医師に必ず相談して、運動の種類、強さ、頻度などを決めるようにしましょう。血圧がかなり高いときや頭痛等の症状がある時は避けてください。

　一般に運動療法に適しているものは、ウォーキング、水中歩き、サイクリングなどがあります。また、運動強度に注意が必要なものとしては、ジョギングや水泳、ジャズダンスなどです。逆にバスケットボール、サッカー、ダンベル体操、筋力トレーニング、縄跳びなどは、高血圧の運動療法としては適していません。また、内分泌異常など二次的な原因による高血圧の人、心臓病などの合併症を起こしている患者は、運動は厳禁です。それぞれの原因に対する治療を行ったうえで、医師と相談して適応が認められた場合に、その指導に従って運動療法を行ってください。

　運動療法で大切なのは、たまに長時間するよりも、短時間でもいいから毎日続けることです。長く続けていかないと、なかなか効果は出てきません。

ポイント

高血圧にオススメの運動 …… ウォーキング、水中歩き、サイクリングなど
オススメできない運動 ……… サッカー、ダンベル体操、筋力トレーニングなど

1. 行う運動の強さは、少し汗ばんでくるくらいの運動
2. 1回に15分以上の運動を1日30分以上
3. 毎日でなくても週に3回以上
4. ウォーキングなどの有酸素運動が効果的

■食塩をひかえるための食事の工夫■

1 汁物や加工食品のとり過ぎに注意

汁物は1日1杯以下にすること。汁物はお椀1杯で、約2gの食塩が含まれています。具をふやしたりして、汁そのものの量をひかえめにする工夫をしましょう。また、食塩は、塩やしょうゆなどの調味料だけでなく、ハム、かまぼこなどの加工食品にも多く含まれています。

2 酸味・辛味・香味をプラスする

食塩を抑えて味が薄くなった分、香味や辛味、酸味などを加えるのもひとつの手です。例えば、焼き魚にしょうゆのかわり

にゆずやすだちなどのしぼり汁をかけると、薄味でもおいしく食べることができます。柑橘類はビタミン類やカリウムを多く含んでいるので、血圧を下げる効果もあります。また、香味野菜（にんにく、セロリ、パセリ、しょうが、青じそなど）や香辛料（こしょう、からし、わさび、カレー粉など）を利用することで、薄味にアクセントが加わります。

3　天然の素材から「だし」をとる

なるべく昆布やかつおぶし、煮干し、鶏ガラなどの天然のだしを利用するようにしましょう。これらのうま味は、薄い塩味をひきたてます。

■高血圧によい食べ物？■

血圧を上げないためにはカリウムの多く含む食品を、摂取するよう心がけることも必要です。また、カリウムの働きを助けて、血圧を下げる作用があるマグネシウムを多く含む食事を心がけましょう。カルシウムが不足すると、それを補給するために骨からカルシウムが溶け出します。それが血管の細胞に侵入すると、血管を収縮させて血圧を上昇させます

野菜や果物には、血圧を下げる作用があるといわれるカリウムが豊富。野菜は毎食、果物は毎日１個食べるようにしましょう。

また、牛乳はカルシウムもマグネシウムも両方多く含んでいます。高血圧予防だけでなく、高齢者に多い骨粗鬆症の予防にもなります。１日にコップ１杯～１杯半は飲むようにしたいものです。

ポイント

- **カリウムを多く含む食品**：さつまいも、じゃがいも、ほうれんそう、ブロッコリー、こまつな、アボカド、メロン、バナナ、しいたけ、昆布、ひじき、わかめ
- **カルシウムを多く含む食品**：チーズ、牛乳、高野豆腐、豆腐、ごま、どじょう、むろあじ、いわし、さくらえび、ししゃも、モロヘイヤ、きょうな、こまつな、昆布、ひじき
- **マグネシウムを多く含む食品**：そば、アーモンド、落花生、きなこ、納豆、かき、あさり、昆布、ひじき、わかめ

調味料などに含まれる エネルギー量・食塩量一覧

	目安量	エネルギー量（kcal）	食塩相当量(g)
食塩	小さじ1 (5g)	0	5.0
うすくちしょうゆ	大さじ1 (18g)	10	2.9
	小さじ1 (6g)	3	1.0
こいくちしょうゆ	大さじ1 (18g)	13	2.6
	小さじ1 (6g)	4	0.9
甘みそ	大さじ1 (16g)	35	1.0
	小さじ1 (5g)	11	0.3
辛みそ	大さじ1 (16g)	31	2.0
	小さじ1 (5g)	10	0.6
砂糖	大さじ1 (8g)	31	0.0
	小さじ1 (3g)	12	0.0
みりん風調味料	大さじ1 (19g)	43	0.0
ウスターソース	大さじ1 (16g)	19	1.3
中濃ソース	大さじ1 (15g)	20	0.9
オイスターソース	大さじ1 (18g)	19	2.1

メーカーや商品によって異なりますので、この数値は目安としてください。

	目安量	エネルギー量 (kcal)	食塩相当量(g)
トマトケチャップ	大さじ1（16g）	19	0.5
フレンチドレッシング	大さじ1（14g）	57	0.4
和風ドレッシング（ノンオイル）	大さじ1（16g）	13	1.2
マヨネーズ	大さじ1（12g）	84	0.2
米酢	大さじ1（15g）	7	0.0
めんつゆ	大さじ1（16g）	7	0.5
固形コンソメ	1個（4g）	9	1.7
カレールウ	1人分（20g）	102	2.1
サラダ油	大さじ1（13g）	120	0.0
オリーブ油	大さじ1（13g）	120	0.0
ごま油	大さじ1（13g）	120	0.0
バター	1食分（10g）	75	0.2

●「五訂日本食品標準成分表」を参考に作成しています

索引

あ

- 青菜ごはん ……………………18
- 揚げだし豆腐 …………………55
- あさりのワイン蒸し …………48
- いかとだいこんの煮物 ………44
- いとこ煮 ………………………72
- いわしのハーブ焼き …………41
- うどのきんぴら ………………70
- うなぎと加茂なすのはさみ揚げ …45
- えのきとザーサイの炒め煮 …78
- えびしんじょうの吸い物 ……87
- えびとはくさいのクリーム煮 …46
- エリンギのフライ ……………79
- 親子丼 …………………………20
- おろしそば ……………………24
- 温泉たまご ……………………51

か

- かきと豆腐のオイスターソース煮 …47
- かきのヨーグルトサラダ ……94
- かにたま ………………………53
- きゅうりのロシア漬け ………64
- 餃子 ……………………………35
- 切り干しだいこんのハリハリ漬け …61
- けんちん汁 ……………………84
- こまつなの煮びたし …………69
- コロッケ ………………………74
- こんにゃくのピリ辛炒め ……81

さ

- さけのタルタルソースがけ …43
- さつまいものワイン煮 ………73
- さといものお焼き ……………75
- さばのみそ煮 …………………42
- シチュー ………………………38
- 上海焼きそば …………………26
- 白あえ …………………………56
- スパゲッティミートソース …27
- 酢豚 ……………………………34
- スペイン風オムレツ …………54

た

- だいこんサラダ ………………60
- たいの重ね蒸し ………………39
- 炊き込みごはん ………………21
- だし巻きたまご ………………52
- 筑前煮 …………………………66
- 炒飯 ……………………………23
- 茶碗蒸し ………………………50
- ちらしずし ……………………19
- ちり蒸し ………………………57
- チンジャオロース ……………30
- とうがんのえびあんかけ ……63
- トマトのチーズ焼き …………62
- トムヤンクン …………………89
- 鶏のから揚げ …………………37

な

- なすのピリ辛炒め ・・・・・・・・・・・・・71
- にらレバ炒め ・・・・・・・・・・・・・・・・・65

は

- ハンバーグ ・・・・・・・・・・・・・・・・・・・36
- ビーフカレー ・・・・・・・・・・・・・・・・・22
- ビーフストロガノフ ・・・・・・・・・・・31
- ピーマンファルシー ・・・・・・・・・・・67
- ひじきの炒り煮 ・・・・・・・・・・・・・・・80
- 冷やし中華 ・・・・・・・・・・・・・・・・・・・25
- ブイヤベース ・・・・・・・・・・・・・・・・・88
- 豚汁 ・・・・・・・・・・・・・・・・・・・・・・・・・86
- 豚肉のきのこソース ・・・・・・・・・・・33
- 豚の角煮 ・・・・・・・・・・・・・・・・・・・・・32
- ブロッコリーのグラタン ・・・・・・・・68

ま

- 麻婆豆腐 ・・・・・・・・・・・・・・・・・・・・・58
- マカロニグラタン ・・・・・・・・・・・・・28
- まつたけの土瓶蒸し ・・・・・・・・・・・85
- メロンフラッペ ・・・・・・・・・・・・・・・96
- もものムース ・・・・・・・・・・・・・・・・・95

や

- 焼きりんご ・・・・・・・・・・・・・・・・・・・92
- 野菜のポタージュスープ ・・・・・・・・90
- やまいもの磯辺揚げ ・・・・・・・・・・・76
- 洋なしのコンポート ・・・・・・・・・・・93

わ

- わかさぎのエスカベーシュ ・・・・・・・40
- わかめときゅうりの黄身酢あえ ・・・・82

127

プロフィール

監修 ● 本田佳子（ほんだけいこ）

1974 年	群馬女子短期大学卒業
1976 年	管理栄養士登録
1978 年	虎の門病院栄養部勤務
1983 年	女子栄養大学卒業
1996 年	虎の門病院栄養部第5科長、副部長を経て部長
2007 年	東北大学大学院医学系研究科博士課程修了

現在、女子栄養大学医療栄養学研究室教授

また、日本糖尿病学会、日本透析医学会、日本動脈硬化学会会員。日本病態栄養学会常任理事、日本臨床栄養学会評議委員、日本栄養改善学会評議委員。
おもな著書に『かんたん！100kcalメニュー』（同文書院）、共著に『栄養食事療法必携』、『糖尿病性腎症の献立カード』（医歯薬出版）、『病態栄養学』（メディカルレビュー社）、『糖尿病の生活指導ガイドライン』（金原出版）、『治療食調理教本』（第一出版）、『最新治療がわかる糖尿病』（主婦と生活社）、『エキスパートナース／糖尿病ケアマニュアル』（照林社）、『栄養教育論』（同文書院）、『糖尿病診療マニュアル』（日本医師会編）などがある。

かんたん！ 減塩レシピ

監修
本田佳子

●

発行者
宇野文博

●

発行所
株式会社 同文書院

〒 112-0002　東京都文京区小石川 5-24-3
TEL（03）3812-7777　FAX（03）3812-7792
振替 00100-4-1316

印刷
中央精版印刷株式会社
製本
中央精版印刷株式会社

ISBN978-4-8103-7754-5　Printed in Japan
●乱丁・落丁本はお取り替えいたします。